陈胜说中医手诊

陈 胜 编著

U0339639

天津出版传媒集团

天津科技翻译出版有限公司

图书在版编目(CIP)数据

陈胜说中医手诊/陈胜编著.—天津:天津科技
翻译出版有限公司,2021.5
ISBN 978-7-5433-4073-2

Ⅰ.①陈… Ⅱ.①陈… Ⅲ.①掌纹–望诊(中医)–基
本知识 Ⅳ.①R241.29

中国版本图书馆 CIP 数据核字(2021)第 009691 号

陈胜说中医手诊
CHENSHENG SHUO ZHONGYI SHOUZHEN

出　　版:天津科技翻译出版有限公司
出 版 人:刘子媛
地　　址:天津市南开区白堤路 244 号
邮政编码:300192
电　　话:(022)87894896
传　　真:(022)87895650
网　　址:www.tsttpc.com
印　　刷:天津新华印务有限公司
发　　行:全国新华书店
版本记录:710mm×1000mm　16 开本　10.25 印张　200 千字
　　　　　2021 年 5 月第 1 版　2021 年 5 月第 1 次印刷
　　　　　定价:68.00 元

自　序

　　时光如梭,本人自 1988 年开始研究掌纹诊病、中医手诊至今已有 30 多年了。1995 年,经有关部门批准创建天津市掌纹医学研究所,科学有序地整理、挖掘流传于民间的掌纹医学、中医手诊资料,经过大量的临床实践发现了掌纹中的特异病变遗传纹、脏腑分区和手掌对应关系及手八卦分区脏腑对应图。2008 年开始,通过天津广播电视台的《健康大学堂》《百医百顺》《男人世界》等栏目向社会推广与普及掌纹诊病知识,并出版了《掌纹解密健康》一书,该书包括一本书及 8 张光盘,深受社会各界朋友好评。而且多次做客"新华网天津频道""人民网天津频道"讲解掌纹诊病知识,至今还在天津经济广播的《相约清晨》《爱生活爱健康》,天津生活广播的《悄悄话》等多档节目中讲解与普及中医手诊知识。

　　中医手诊就是指通过观察人手的纹路形态、变化、色泽等,对人体脏腑器官的健康或疾病状况做出判断,属于中医望诊的范畴。

　　中医手诊的起源可追溯到 3000 多年前的远古时代,古代医家通过长期观察手上的纹路、形态、色泽,发现了疾病与纹路的规律性变化,经过不断实践、充实和发展,积累了丰富的诊断疾病的经验,可以说中医手诊是中医诊断学的一个重要分支。比如唐朝著名医家王超的《水镜图诀》记载,通过观察幼儿示指内侧表浅静脉的色泽与形态变化推断病情。到了明朝,小儿示指指纹诊法逐渐被医学家提出并广泛应用。清朝的一些医学家积极探索研究望诊、手诊,去伪存真,先后编著了《清太医手诊谱》《四诊诀微》《望诊遵经》等,汇集历代手诊之法。《小儿推拿广意》详细记述了通过手掌诊病的方法。当时中医手诊就已经成为中医学临床辅助诊断的一部分。

现代研究表明,掌纹的生成首先由遗传基因决定,从某种角度来讲,掌纹就是人体的一张基因图谱,解密掌纹这张基因图谱会发现每个人的健康奥秘。例如,川字掌和断掌的人,其父母至少有一人也具有相同掌纹;凭借这张基因图谱可以推断小孩将来的性格及什么时候会患什么病等。该基因图谱的发现为古代生命观测找到了科学根据,人的一切外观和行为都是基因的外在表现。

中医手诊具有以下特点。

1.简便、经济、安全

手是人体暴露的地方,无论是望还是触(按、压),只要有良好的光线,伸手便可操作,非常简便。无须长时间排队等候,节省时间。无须特殊、昂贵的诊断仪器,不用付昂贵的检查费,适合基层地区使用。不用担心任何检查仪器给人体带来的伤害,无痛苦、无损伤、无禁忌证、无任何不良反应,符合世界卫生组织(WHO)提出的新的医学诊断模式——安全。

其诊断模式借助于中西两种医学体系,体现了科学性,诊断效果准确,诊断方法独特新颖,经过十余年数十万病例的总结,诊断准确率高。

2.实用性强、易学、易推广

由于某些掌纹具有遗传性、特异性和恒定性,所以也能诊断遗传情况。测、防、治相结合,立足于研究疾病早期征兆,例如,心肌梗死和脑卒中病理纹的发现。

3.早发现、早诊断、早治疗

通过简便、实用的手诊手疗按摩技术,可轻松防治病痛。

需要特别说明的是,中医手诊需要结合左、右手综合诊疗,还要结合年龄、性别、职业等进行诊疗。成为一个优秀的中医手诊手疗师需要多年的锤炼,尤其需要理论与实践相结合。

虽然世界各国人民肤色不同,每个人掌纹不一样,但是他们的掌纹分布及原理却有共性,所以中医手诊手疗全世界通用。

两年前,几位中医手诊爱好者到掌纹医学研究所就诊时提出建议,希望我能出版第二本有关中医手诊的著作。由于工作繁忙,此事搁置下来。2019 年底,众多听众朋友又将这个愿望通过我们最优秀的主持人卓怡老师转达给我,于是我们开始商量出版《陈胜说中医手诊》一事。此书由此得以出版,在此我代表所有听众朋友感谢卓怡老师的支持。同时感谢天津科技翻译出版有限公司的领导和编辑人员的鼎力支持与帮助。

陈胜

2021 年 4 月

目 录

第一章

中医说 手诊

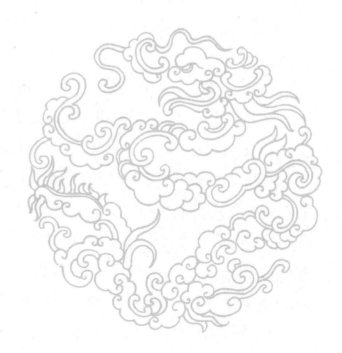

第一节　概述

一、什么是中医手诊

中医手诊就是通过观察手的掌指色泽、形态、纹理变化及发展趋势来诊断疾病的方法。其包括掌纹医学诊病、中医望手诊病两种方式，是一门古老而又新兴的医学学科，散见于古代医籍中，并流传于民间。

掌纹医学诊病是重点观察、研究掌指皮纹形态，寻找及发现其规律性变化，并结合中西医学对人体的生理、病理、心理的健康与疾病进行诊断、治疗和强身健体的一门应用型医学学科。

中医望手诊病隶属于中医诊断学望诊的范畴，是通过观察手掌的色泽、形态、皮肤肌肉弹性、气血是否充足，来诊断身体疾病的状态。本书重点介绍手诊八卦脏腑分区的纹理、形态、色泽变化，并结合中医辨证与西医辨病，简洁、快速而直观地揭示人体健康疾病的发展趋势，从而为治疗疾病和强身健体提供服务。

中医通过大量的医疗实践逐渐认识到机体外部，特别是面部、舌质、手掌及其脉搏与脏腑的关系尤为密切。如果脏腑阴阳气血有了变化，就必然会反映到体表。正如《黄帝内经·灵枢·本脏》所说："视其外应，以知其内脏，则知所病矣。"而手就是一个人身体健康的晴雨表，很多疾病在手上都会有一些外在征象，真可谓"五脏六腑皆在'掌握'也"。

二、中医手诊和手相的区别

手诊有着悠久的历史和丰富的内涵。我国古代医籍《黄庭经》记载:"手为人关把盛衰。"祖国医学认为,手是人体的重要器官之一,是阴阳经脉气血交会联络的部位。按中医经络学说,经络系统中十二正经均起止于手足,其中与手相关的有手三阳经和手三阴经,这些经脉与全身的脏腑相应、气血相通。当脏腑、气血发生病变时,可以从手的形态、色泽和脉络等变化中反映出来。

而有些人常把手诊混同于"看手相",并大肆加上许多迷信的色彩和内容,以致将本来科学的方法变成了伪科学的内容。

三、中医手诊的特点和优势

1.简单、直观、方便、准确和全面

(1)简单:手诊不需要使用任何仪器、设备,自然光线即可。

(2)直观:直接可见手的气色形态的变化,因此符合现代科学标准,即客观、可重复、人为误差小。

(3)方便:手诊可以随时随地进行。

(4)准确:经过30多年的临床验证,诊断符合率在85%以上。

(5)全面:全身主要脏器在手上均与脏腑反射区对应,一次手诊相当于一次全面体检。

2.无损伤、无痛苦、无任何不良反应

手诊不会给患者带来任何损伤和痛苦。

3.方便实用

(1)可以远程体检,轻松方便。

（2）节约时间：在正常情况下，手诊一个患者仅需 3～5 分钟。

4. 早期诊治

手诊可以做到早发现、早预防、早诊断、早治疗。针对高血脂、糖尿病、高血压、心脑血管疾病及恶性肿瘤的诊断具有一定的准确率。

四、中医手诊的操作方法

1. 手诊直观法

在光线好的地方，用肉眼可直接观察分布在患者手掌正面、手指（包含指甲）、手背面、手腕的皮肤纹理的各种形态、特点及其动态发展趋向变化。

2. 掌纹拓印着色法

将印油滴在手掌心，双手的手面对拍，再将双手按压在纸上，这样拓印的掌纹尤其是细小的纹理更加清晰。

3. 不分"男左女右"

首先是双手同时看，不分"男左女右"。一般男性左手代表先天，指 38 岁以前；右手代表后天，指 38 岁以后。女性则相反。"左撇子"先看左手。手诊可以从手指尖、手掌心的纹理看八卦脏腑分区的形态、色泽、纹理变化，发现问题进行归纳总结，必要时进行拍照和掌纹拓印。

第二节　主要掌纹的生理意义

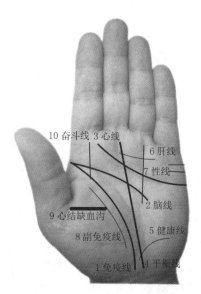

图 1.1　主要掌纹分布图

手掌中的主要掌纹如图 1.1 所示。

一、免疫线

（1）免疫线（图 1.2）代表人一生的健康
情况（以粗壮、深重、红润、光洁、整齐、流畅
为健康）。

（2）免疫线越长越深代表人的免疫力
越强。

（3）免疫线粗、深且弧度很大（大鱼际

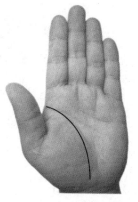

图 1.2　标准免疫线

发达）、很长，末端自然趋细而消失的，代表身体健康、精力充沛、不易生病、免疫力强。

（4）有两条或两条以上免疫线（双重或多重免疫线）者（图1.3），代表人的生命力极强，尤其在生病时有很强的抵抗力、忍耐力和自我康复力。

（5）主免疫线有间断但又连续的（图1.4），于间断处对应年龄时身体可能容易出现疾病；若在其一侧或两侧有副免疫线与主免疫线平行，则代表疾病能够顺利康复。

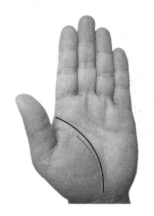 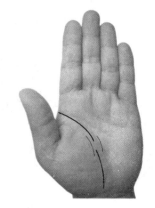

图1.3　双重免疫线　　　　图1.4　免疫线断裂且有副免疫线

（6）免疫线起点偏向拇指（图1.5），线纹细皱浅淡，弧度小（大鱼际小，松弛），代表体弱多病，容易出现心肌缺血和低血压等问题。

（7）免疫线有链状纹（图1.6），或有岛形纹（图1.7），代表精力不足、多病、缺少活力、免疫力弱。

（8）免疫线和脑线会合部分为链状纹（图1.8），代表大部分呼吸系统（包括鼻、咽、气管、支气管和肺等）功能弱，容易生病。乾位有十、一、X、网格等紊乱线和丘凹陷时，很容易感冒和疲劳。

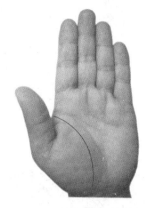

图 1.5　免疫线起点偏向拇指

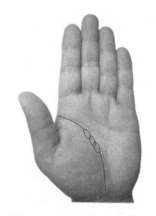

图 1.6　免疫线有链状纹

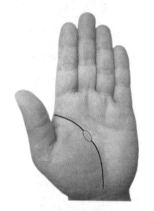

图 1.7　免疫线上有岛形纹

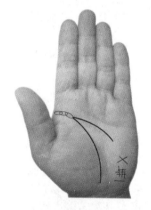

图 1.8　免疫线和脑线会合部分为链状纹

（9）免疫线起点为羽状并呈浅黑灰色或褐色,示指下巽位晦暗,免疫线上段(示指以下)和中段(中指以下)有岛形纹,末端有羽状纹(或岛形纹)(图 1.9),提示消化系统功能弱,可能有慢性胃炎、消化不良、腹胀等问题。

（10）免疫线末端有岛形纹、网格纹且色黑(图 1.10),上中部有岛形纹且呈深褐色(黑褐色),提示有消化系统息肉及恶性病变。

（11）免疫线粗大、深重且突然中断(图 1.11),提示容易出现脑卒中(脑出血)、心脑血管等意外。

（12）免疫线呈蛇状（图1.12），心线过长且有岛形纹，脑线也有岛形纹，而末端伸向小鱼际乾位方向，表示容易出现神经衰弱，伴有失眠、健忘等症状。

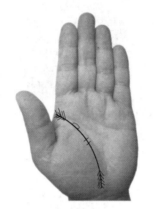

图1.9　免疫线起点与末端有羽状纹及岛形纹

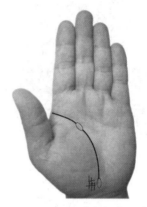

图1.10　免疫线末端有岛形纹及网格纹

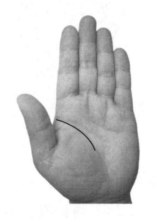

图1.11　免疫线粗大、深重且突然中断

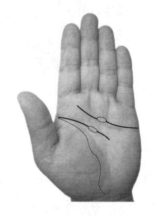

图1.12　免疫线呈蛇状

（13）免疫线的大鱼际一侧有下行侧羽状纹，表示容易出现燥热、便秘、肠胃功能紊乱等症状，大多因不良生活习惯所致。

（14）免疫线延伸到大、小鱼际之间的坎位并有下行羽状纹

（图 1.13），提示泌尿生殖系统易患炎症。

（15）免疫线下方坎位如有斜切线穿过（图 1.14），提示心脑血管容易出现意外，女性可能出现不排卵的问题。斜切线穿过免疫线的坎位，代表手术位置和发生的时段。

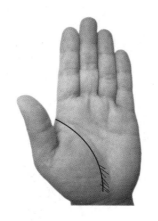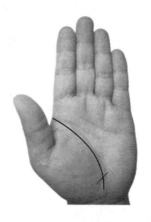

图 1.13　免疫线有下行羽状纹　　图 1.14　免疫线坎位有斜切线

二、脑线

（1）脑线与记忆力、想象力、健忘与否相关联。

（2）脑线与肩以上的器官的功能与疾病相关联，主要是指脑、心脏功能及视神经功能。

（3）脑线长短适中（末端在无名指和小指缝中为适中，超过为长，不及为短）、粗壮且深厚者，记忆力比较强，心脏功能正常（图 1.15）。

（4）脑线上出现岛形纹者，提示脑、心脏、血管方面容易出现疾病；脑线上连续出现岛形纹（图 1.16），常提示为多虑和敏感，可能有颈椎椎管狭窄、头晕、头痛等问题，以及因为压力大而易患十二指肠溃疡。

（5）脑线于中指下端有岛形纹（图1.17）或无名指下方出现大的岛形纹者，提示心脑血管可能有病变。若有斜切线在健康线附近穿过脑线，并与免疫线、心线相交，提示脑血管系统可能有病变，如头晕、头痛、高血压和脑卒中。

（6）脑线与平衡线相交处有三角纹（图1.18）、无名指下方有横向岛形纹者，提示眼底容易出现黄斑病变，易患近视、远视、散光、白内障和青光眼等眼病。

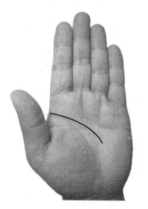

图 1.15　标准脑线

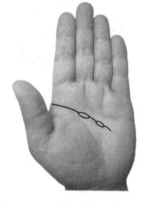

图 1.16　脑线有连续的岛形纹

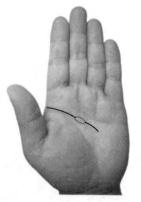

图 1.17　脑线中指下端有岛形纹

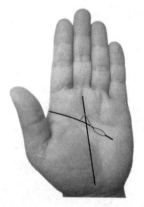

图 1.18　脑线与平衡线相交处有三角纹

（7）脑线附着免疫线下行（图 1.19），容易患头痛、头晕，也可能产生心理疾病。

（8）脑线与免疫线起点合并过长者（图 1.20），提示容易出现精神分裂，易患幻听、幻视。

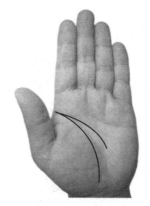 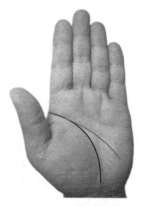

图 1.19　脑线附着免疫线下行　　图 1.20　脑线与免疫线起点合并过长

（9）脑线与健康线均呈蛇状纹者（图 1.21），提示易患抑郁症、心脏疾病和脑部疾病。

（10）脑线多处直、曲且中断者（图 1.22），提示易患抑郁、焦虑和心律失常。

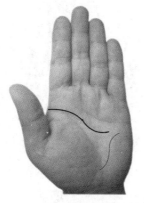 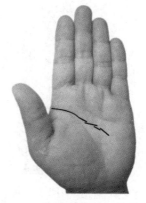

图 1.21　脑线与健康线呈蛇状纹　　图 1.22　脑线多处直、曲且中断

（11）脑线假中断者（图1.23），提示可能有先天性遗传性冠心病，容易患神经官能症；脑线末端出现浅而大的岛形纹者（图1.24），提示可能因精神压力过大或用脑过度而脱发，属于心气亏损导致的后天心脑进行性病变，容易出现脑缺血。

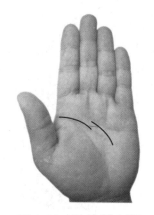
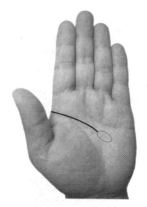

图1.23　脑线假中断　　　　图1.24　脑线末端出现浅而大的岛形纹

（12）脑线中段处有岛形纹者（图1.25），提示可能有先天性疾病，一定要引起重视，不要熬夜工作，学会放松自己；如果在脑线和免疫线的起点处有链状纹（图1.26），则说明可能在幼年时就有脾胃不和及呼吸道免疫力薄弱的问题。

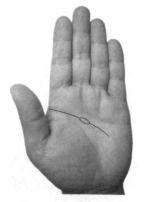
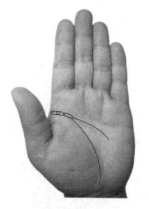

图1.25　脑线中段有岛形纹　　图1.26　脑线与免疫线起点处有链状纹

（13）脑线起点有链状纹，提示容易出现反复感冒；如果中段处有干扰线，则表示中年用脑过度，有头晕、头痛等症状；脑线末端分叉，又有鱼形纹，提示容易出现神经衰弱、失眠、多梦和易醒（图1.27）；脑线中间如果有黑点，则提示容易出现脑外伤或脑肿瘤。

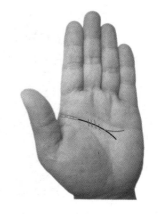

图 1.27　脑线起点有链状纹、中段有干扰线和脑线末端分叉

三、心线

心线是人的一个缩影，分为头、上身和下肢。心线上端如果有链状纹，说明幼时可能有营养不良的问题；中段如果有障碍线，往往反映呼吸系统的问题；末端多分叉，提示泌尿生殖系统有问题，特别是女性还可能有乳腺问题。心线的生理意义有：①反映心血管状态和情志的问题；②可以提示一个人的性态度和性疾病；③反映情绪的控制能力，是否有焦虑的现象。

（1）心线提示心脑血管功能和中枢神经功能。

（2）心线提示焦虑、失眠、心律失常。

（3）心线提示性功能和对异性的态度（图1.28）。

（4）心线中间断成若干线段者（图1.29），提示情绪不稳定，易动肝火、发脾气、吵架，常因小事而发火，人际关系不稳定，不冷静；同时提示容易患失眠、头晕、神经衰弱等疾病。

（5）心线呈链状而纹细弱者（图1.30），提示可能患心律失常，易出现焦虑情绪。

（6）心线全部断落分散者（图1.31），提示可能患自闭症等。

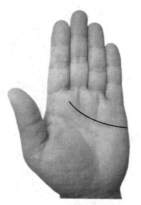

图 1.28　标准心线

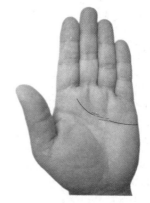

图 1.29　心线中间断成若干线段

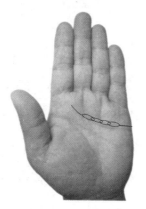

图 1.30　心线呈链状

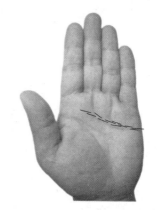

图 1.31　心线全部断落分散

（7）心线一直延伸至示指下巽位（图 1.32），巽位如出现方格形纹、井字纹、菱形纹，提示容易出现肝胆方面的疾病。

（8）心线有两条，几乎平行而止于中指下离位中央者（图 1.33），代表有偏执型人格障碍，容易出现心脏疾病。

（9）心线有两条并指向巽位者（图 1.34），代表容易出现头痛等疾病。

（10）心线断裂为细线者（图 1.35），提示易因精神压力而患病，特别是神经系统疾病。

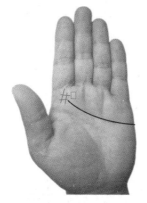

图 1.32 心线延伸到示指下巽位

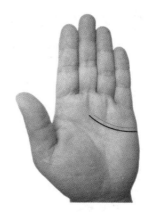

图 1.33 心线有两条，平行且止于中指下

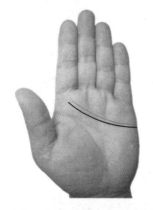

图 1.34 心线有两条并指向巽位

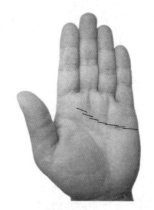

图 1.35 心线断裂为细线

（11）心线呈链状（图 1.36）或断断续续（图 1.37）者，提示可能患有先天性心脑疾病，以及易出现神经衰弱、精神分裂等问题。中指主心脏、中枢神经和脑脊髓，如果在中指、无名指之间下方的心线上出现黑色或深色斑点，或无名指下方的太阳线上出现岛形纹、十字纹（图 1.36）和星形纹，提示容易出现突发性心脏病的危险，需要格外小心。

（12）心线较长、断裂且手掌小，提示血压容易偏高或偏低。

（13）心线与脑线适度者（图 1.38）（止于与中指中心线的交叉

点上),提示心脏功能正常(线2);延伸到中指和示指之间者,提示心脏强健;而短于线2者,提示心脏虚弱,易患心脏病,以及以心脏为核心的血液系统疾病;长于线2且直到巽位者,提示容易患有高血压。

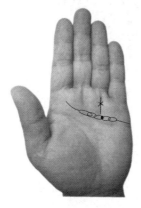 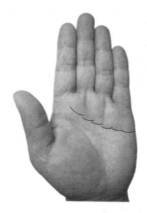 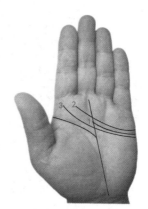

图 1.36　心线呈链状，　图 1.37　心线断断续续　图 1.38　心线与脑线
太阳线上有十字纹

(14)心线于中指下方或在平衡线上方出现岛形纹(图1.39)、色斑、斑点、星形纹和十字纹者(图1.40),提示容易患脑卒中和心肌梗死。

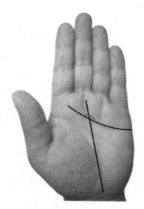 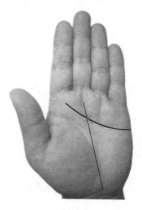

图 1.39　心线中指下出现岛形纹　　图 1.40　心线中指下有星形纹和十字纹

（15）心线有两条（图 1.41）且呈晦暗色,提示易患耳病和肾病。

（16）心线于无名指下方出现岛形纹者（图 1.42）,提示可能患眼病。

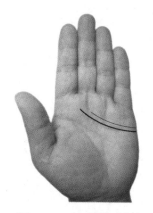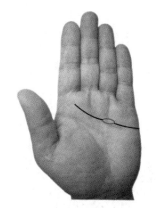

图 1.41 心线有两条 　　　图 1.42 心线无名指下有岛形纹

四、平衡线

一般情况下平衡线是从掌根奔向中指的一条线,但平衡线没有固定的起点,有的从免疫线出发奔向中指。当免疫线不完整,甚至末端消失时,平衡线能够弥补免疫线的不足,增强身体免疫力和恢复健康的能力。平衡线的生理意义有：①提示一个人适应能力的强弱；②提示心脑血管、脊椎健康等问题。

五、健康线

凡是事业心比较重的人手掌上容易出现健康线。健康线一般指从腕横纹中间向小指方向走行的一条线。如果手掌出现健康线,说明这个人身体处于健康状态。健康线的生理意义为身体有慢性消耗性的疾病,尤其是呼吸系统和消化系统。①弯肝肾（图

1.43)：健康线呈弯曲状并向小指延伸,多提示可能有肝肾功能亏损或肝肾方面的疾病。②断脾胃(图1.44)：健康线断断续续并向小指延伸,多提示可能有脾胃方面的慢性疾病。③链状肺(图1.45)：健康线呈链状并向小指延伸,多提示可能有肺功能亏损,容易患呼吸系统疾病。④穿过免疫线(图1.46)：健康线穿过免疫线向小指延伸,多提示可能患心血管系统方面的疾病。

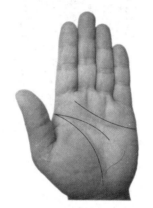

图 1.43　健康线呈弯曲状并向小指延伸

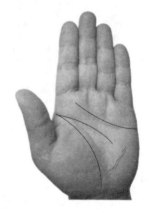

图 1.44　健康线断断续续并向小指延伸

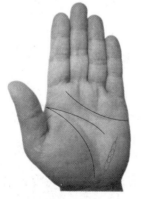

图 1.45　健康线呈链状并向小指延伸

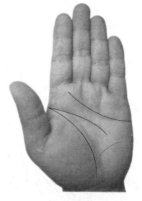

图 1.46　健康线穿过免疫线并向小指延伸

六、肝线

肝线(图 1.47)是指在心线上无名指和中指之间的一条横纹线。其生理意义为情绪不容易稳定,提示肝火比较旺盛、性格比较直,还提示肝脏对乙醇的解毒能力差。

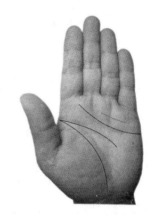

图 1.47 肝线

七、性线

性线提示人体泌尿生殖系统的情况。性线最好的状态是比较深重,没有断裂和干扰线。如果纹理比较浅同时颜色比较红,同样提示身体比较好。

(1)标准性线(图 1.48)。性线提示生殖功能的强弱,一般粗长为壮,细小为弱。

(2)性线只有一条(图 1.49)或没有的人,女性多为生殖系统发育不良、性冷淡,男性多患有少精症、无精症、阳痿等。

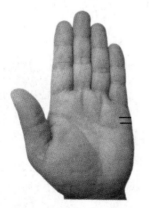

图 1.48 标准性线

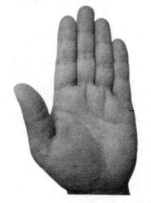

图 1.49 只有一条性线

（3）性线过长且指向无名指或心线者（图1.50），提示可能容易患有肾炎、前列腺炎或妇科疾病。

八、副免疫线

副免疫线（图1.51）位于免疫线靠近拇指侧，比较细，因为它在免疫线的旁边，所以叫作副免疫线。长期注重保养的人往往可能出现副免疫线，提示身体调节能力强，具有患病后很快恢复的能力。

九、腕横纹线

在掌根的地方有一条横纹线，即腕横纹线（图1.52）。此线最好是比较完整的，不中断。这条线如果中断（图1.53）或出现岛形纹（图1.54）、链状纹（图1.55）等，一般提示女性可能有妇科疾病，男性可能有前列腺和泌尿生殖系统方面的疾病。

十、断掌纹、川字掌纹和鸡爪掌纹

断掌纹（图1.56）是脑线和心线重

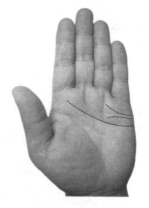

图1.50　性线过长且指向无名指或心线

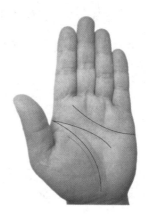

图1.51　副免疫线

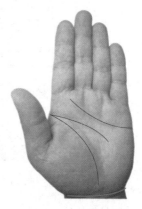

图1.52　腕横纹线

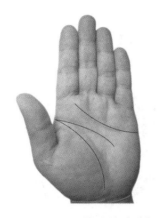

图 1.53 腕横纹线中断

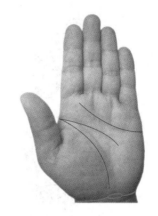

图 1.54 腕横纹线有岛形纹

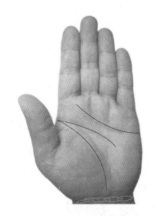

图 1.55 腕横纹线呈链状

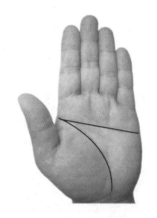

图 1.56 断掌纹

合横穿于手掌。断掌纹者肝火比较旺盛,容易上火、口干、口苦。断掌纹者生活上应不饮酒、不熬夜,饮食要清淡,否则容易出现脂肪肝、胆结石等肝胆疾病。断掌纹者比较容易出现三角纹。

川字掌纹(图 1.57)就好像四川的"川"字一样,免疫线与脑线不连在一起,形成一个开口。肝区显得更大,提示易患抑郁症。

鸡爪掌纹(图 1.58)最大的特点就是一源三支,免疫线、脑线和心线都在一个起点。提示可能体弱多病,总是感到疲劳乏力,免疫力弱。

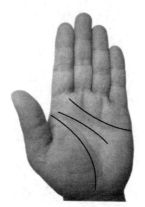

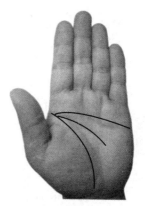

图 1.57　川字掌纹　　　　　图 1.58　鸡爪掌纹

第三节 特异病变掌纹

一、特异病理纹

特异病理纹是人体受到强烈刺激，导致神经及周身气血运行受阻，使掌纹发生各种形态气色变化，从而形成了病理纹线，完整而及时地揭示了相关脏腑的生理和病理。掌握病理纹的各种表现和诊断意义，对全面学习、应用和研究中医手诊有着特别重要的作用。

特异病理纹是指由较为细小的纹线（不包括皮纹）所组成的图形。有些特异病理纹是与生俱来的，有些则是后天形成的。特别强调一点，手掌中的瘢痕、疣目（瘊子）、痣、气色等也是特异病理纹，多是后天形成的，意义重大。掌纹上特异病理纹的出现要早于疾病症状的出现。例如，手掌心出现十字纹，则表示可能出现心悸、心慌和气短；巽位出现十字纹，则提示胆囊可能有炎症；十字纹发展成井字纹，有些人可能会感到不适或疼痛，即便手掌上出现井字纹，也有不适的症状，但仍有大多数人没有给予足够的重视，只有症状严重，影响工作和生活后才去就医，而这时手掌上的纹已形成米字纹。高血压的病理纹在青年时期就已出现，及时防护完全可以推迟发病年龄。肿瘤早期的病理纹具有很高的临床价值，只要识别准确，可以及早发现。

特异病理纹呈红色属于热证、急性炎症；呈白色为虚寒证、慢性炎症；呈青色为肝郁气滞寒证；呈黄色为脾胃虚弱的气虚证。

二、特异病理纹的种类

1.岛形纹

岛形纹(图1.59)就像眼形纹,代表对人体的一种阻碍与破坏。提示心理压抑、抑郁、紧张,或提示增生、结节、外伤骨折、肿瘤或囊肿、炎性肿块。岛形纹越小意义越大,大的岛形纹只提示所在区域的脏器虚弱,依据出现部位的不同而代表不同程度的破坏力。在脑线、心线、免疫线和平衡线上出现岛形纹,提示出现相关脏器功能障碍,炎症、溃疡和肿瘤可能向恶性方向发展。

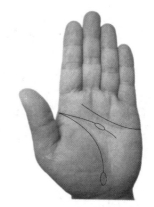

图1.59　岛形纹

2.十字纹和X形纹

十字纹和X形纹(纹状如"十"或"X")(图1.60),提示某个脏器功能失调,又叫阻力纹或干扰纹。一般在哪个区域,就表明哪个脏器可能有问题。

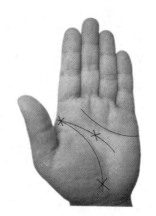

图1.60　十字纹

十字纹较米字纹、井字纹预示着病情可能较轻,病程较短,处于疾病早期或提示病情好转;十字纹在免疫线起点出现,常提示幼儿期营养不良;在免疫线末端出现,提示容易发生心脑血管疾病和外伤(如骨折);在脑线上出现要防止突发性疾病,如十字纹呈深红色,则提示疾病正在发生。

3.星形纹

星形纹（图1.61）是由三四条短线组成的，形状犹如星星的图案。也可将星形纹看作是米字纹（纹状如星光芒或米字形），无论出现于手掌或手指的哪个部位，均意味着可能有突发性病变、炎症、囊肿、增生、结节、结石，如果纹路变色，则提示疾病最为严重。

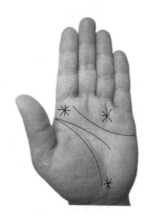

图1.61　星形纹

4.三角纹

三角纹（图1.62）纹状如"△"，如果肝区出现三角纹，提示肝胆代谢紊乱，可引起脂肪肝、肝囊肿。肝火盛的人比较容易出现三角纹。三角纹大多出现在肝区、心区、胃区，提示脏腑功能的衰退。

三角纹表明病情比井字纹轻，比十字纹重，并向星形纹发展。独立的三角纹在

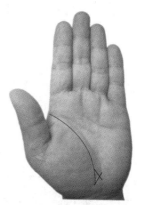

图1.62　三角纹

各主要掌线的意义比较大，穿过主线的三角纹有可能是重大疾病的征兆，提示相关脏器功能可能出现障碍；免疫线和心线末端的三角纹提示可能有高血压、颈椎病和心脑血管疾病，要注意预防。

特别提醒

清晰的三角纹是病情严重的标志，尤其是在主线中出现，同时伴有其他特异病理纹或颜色的改变，如纹色聚而无神或见到各种恶变颜色出现，尤其要引起重视。

当然三角纹是可逆的,三角纹提示疾病的康复时间长,治疗中容易反复,也容易复发,但是经过治疗后,三角纹可能彻底消失,这代表恢复比较好。

三角纹的位置(图1.63):

(1)三角纹位于示指下方,提示患高血压和脂肪肝;

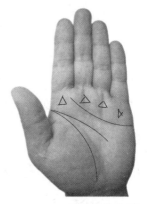

图1.63　三角纹的位置

(2)三角纹位于中指下方,提示出现面神经麻痹和头痛;

(3)三角纹位于无名指下方,提示易患肺结节和气管炎;

(4)三角纹位于小指下方,提示容易患肾结石和肾囊肿;

(5)三角星纹(形状如三角而外缘有芒)(图1.64)、米字纹、田字纹,提示某脏器存在气滞血瘀的现象且病情较重,如胆区的胆囊炎。

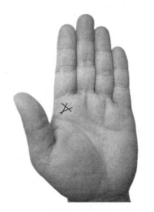

图1.64　三角星纹

5.米字纹

出现米字纹(星形纹)提示某个脏器存在气滞血瘀的现象,出现在胆区预示可能有胆结石,出现在心区预示将发生心绞痛,并且提示病程长、病情较严重。其出现在不同位置的具体意义如下(图1.65)。

(1)出现米字纹(星形纹),提示可能出

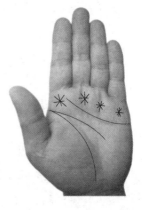

图1.65　米字纹的位置

现突发性疾病和特殊炎症(胃炎、脑膜炎、肾炎)。

（2）米字纹位于示指下方,提示可能出现肝硬化、肝囊肿、胆结石和胆囊息肉。

（3）米字纹出现在免疫线或心线上,提示容易患突发性疾病或脑外伤,或出现缺血性血管意外,中年后可能出现偏瘫。

（4）米字纹位于中指下方,提示容易出现冠心病和健忘。

（5）米字纹位于无名指下方,提示容易出现肺结节和间质性病变。

（6）米字纹位于小指下方,提示可能有性功能障碍。

6.其他病理纹

网格纹(图 1.66):出现网格纹提示脏腑功能减弱,气血不足。如肾区内有网格纹,提示可能有肾虚、乏力和早泄。

圆环纹(图 1.67):在五大主线上(脑线、心线、免疫线、平衡线和健康线)提示病情比较严重,如变色则提示容易发生恶性病变,出现圆环纹要警惕外伤。

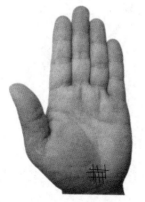

图 1.66　网格纹

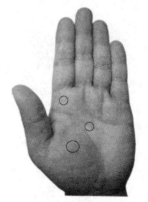

图 1.67　圆环纹

斑点纹:无论在任何部位出现斑点纹都提示可能有严重病变,在免疫线上及其末端出现要特别重视,容易突发脑血管疾病。斑点纹是最不好的病理纹,但如果手掌中的斑点纹超过 3 个月且无颜色,过了 6 个月就没事了,只是提示体内湿热重。如有红色斑点提示可能有炎症,褐色斑点提示可能有恶性病,绿色斑点则提示可能有性病。

方格(菱形)纹(图 1.68):出现方格(菱形)纹提示可能有陈旧性病变,可能向恶性发展(此纹如果出现在免疫线上尤其严重)。

井字纹(图 1.69):出现井字纹提示可能有慢性炎症,多为消耗性的慢性疾病。井字纹如出现在胆区并且是红色的,提示可能有肝郁、胆囊壁粗糙或增厚、胆囊炎等。

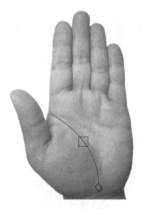

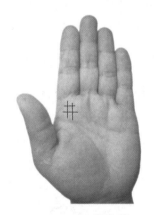

图 1.68　方格(菱形)纹　　　　图 1.69　井字纹

鱼形纹(鱼尾状纹):鱼形纹与身体疲劳、虚弱、精力下降有关。心线分叉,说明气短;免疫线末端分叉多,代表泌尿系统有问题。

羽状纹(主线末端有细小支线,呈羽毛状)(图 1.70):出现羽状纹提示某些功能减退、衰弱,若出现在三大主线(脑线、心线和免疫线)上则比较严重。

链状纹(图1.71):出现链状纹提示可能气血不足、神经质,如出现在三大主线上尤其要引起重视。心线出现链状纹,容易形成心脑血管疾病;不满周岁的幼儿的免疫线呈链状,则提示可能出现胆小易惊、免疫力低下的现象。

蛇状纹(波状纹,线条如蛇行或波浪形)(图1.72):出现蛇状纹提示由不良生活习惯、酗酒等引起心律失常,情绪易起伏、多变,跳跃性思维,出现在三大主线上尤其要引起重视。

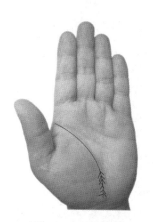 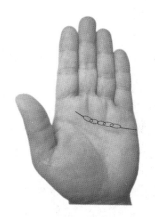 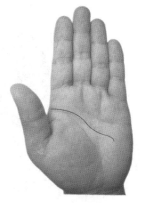

图 1.70　羽状纹　　　　图 1.71　链状纹　　　　图 1.72　蛇状纹

中断线(途中中断的线):出现中断线提示脏腑可能有病变,多与心脑血管疾病相关,出现在三大主线及平衡线上尤其要引起重视。

假中断线:①虽然中断,但在中断一侧或两侧有平行线将两个断头"连"起来(图1.73A);②虽然中断,但中断部分的两个线头又相搭平行,使断势"连"起来(图 1.73B);③虽然中断,但在中断处两线之间以短横线相错衔接,使断势不"断"(图 1.73C)。提示可能有焦虑、脏腑出现病变,但可自我康复,无致命性危险,也提示情绪起伏不定和不专一。

阻力纹(图 1.74):阻力纹是指压力纹,所有横切各主线的不正常短线都称为阻力纹、干扰纹或障碍纹。阻力纹细、短、浅时,多提示可能出现慢性和消耗性疾病;阻力纹深、长、粗,超过 1 厘米时有临床意义,往往提示可能有急性疾病或发生意外。

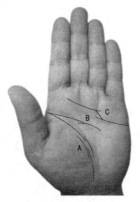

图 1.73　假中断线

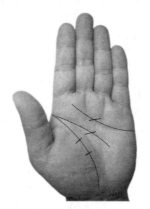

图 1.74　阻力纹

第四节 变异掌纹的中医手诊

一、免疫线的特征

1.起点高

免疫线起点高(图1.75)提示身体是酸性体质,是身体健康的标志。但是有一个缺点,就是在35岁以后易患心脑血管疾病,可能会出现高血压、高脂血症等疾病。

2.起点低

免疫线起点低(图1.76)提示身体是碱性体质,可能处于亚健康状态,一般代表可能有肠胃吸收不好等消化系统问题。

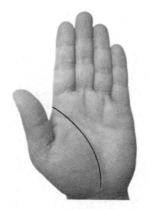 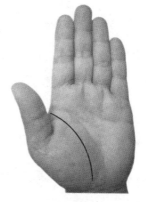

图1.75 免疫线起点高　　　图1.76 免疫线起点低

3.免疫线末尾变长

免疫线末尾变长有以下三种情况。

(1)如果免疫线末端延伸到大鱼际下方(图1.77),提示可能患高脂血症、高黏血症、高血压和脂肪肝等疾病。

（2）如果免疫线末端插入小鱼际（图1.78），这种情况一般提示易患神经衰弱、失眠多虑、脾胃不和及胃肠功能紊乱。

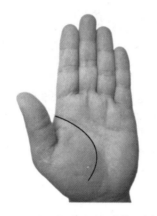 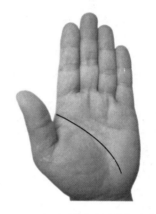

图1.77　免疫线末尾延伸到大鱼际下方　　图1.78　免疫线末端插入小鱼际

（3）如果免疫线末端插入大小鱼际之间的坎位（图1.79），则提示患男科或妇科病。女性可能患月经不调、盆腔炎、卵巢囊肿和子宫肌瘤，男性可能患前列腺炎、性功能低下、肾虚、肾炎等。

4.免疫线末端变短

免疫线末端变短、消失（图1.80），提示要预防心脑血管疾病，平时要增强免疫力。

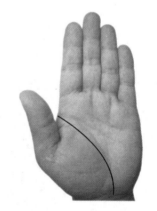

图1.79　免疫线末端插入大小鱼际之间的坎位

5.免疫线上出现羽状纹

免疫线下部有羽状纹（图1.81）提示便秘。如果同时有十字纹出现，则提示容易患结肠炎。如果免疫线末端有羽状纹，提示脾胃吸收不好。

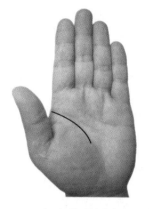 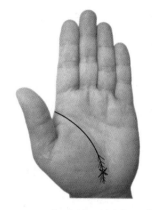

图 1.80　免疫线末尾变短、消失　　　图 1.81　免疫线下部有羽状纹

6.免疫线不同位置出现岛形纹

如果在免疫线上部出现岛形纹，提示在 35 岁以前容易出现胃溃疡、十二指肠溃疡等问题；如果免疫线下部出现岛形纹，35 岁以后要特别警惕胃溃疡、十二指肠溃疡等问题；如果免疫线上、下部同时有岛形纹（图 1.82），并且尾部呈羽状，需要观察健康线，如果健康线是一条直线，则提示可能患胃癌，需要到医院做详细检查。

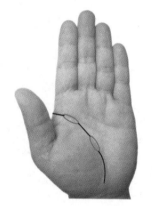

图 1.82　免疫线上、下部有岛形纹

7.免疫线上出现三角纹、米字纹

免疫线上出现三角纹、米字纹（图1.83），提示可能有炎症。

8.免疫线发红并且大鱼际突起

免疫线发红并且大鱼际突起，提示可能患心脑血管疾病，要注意预防。

9.免疫线与脑线交叉处有十字纹或三角纹

免疫线与脑线交叉处有十字纹或三角纹(图 1.84),提示呼吸系统可能有炎症,出现岛形纹(图 1.85)则提示有异物。免疫线尾部有多个小分叉(图 1.86),提示可能失眠,睡着后会做梦而且还能记得住;如果是大交叉,提示有多眠、高脂血症、高黏血症,在大交叉的下面有两个小交叉提示神经衰弱,这时可以看一下成功线,如果不是一条而是三条以上就可以判断其易患神经衰弱。

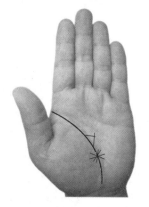

图 1.83　免疫线上有三角纹、米字纹

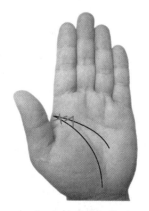

图 1.84　免疫线与脑线交叉处有十字纹或三角纹

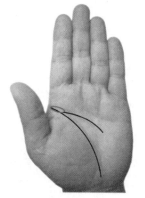

图 1.85　免疫线与脑线交叉处出现岛形纹

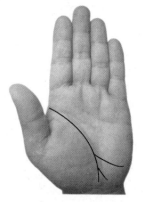

图 1.86　免疫线尾部多个小分叉

二、脑线的特征

1.脑线过长

脑线过长(图 1.87)插入小鱼际外侧,提示容易多虑,也容易患头痛、脑血管方面的疾病。

2.脑线变短

脑线变短(图 1.88)提示可能心脑缺血,容易患心脑血管方面的疾病。

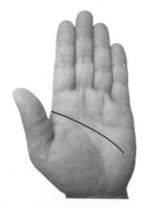 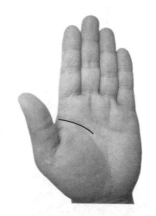

图 1.87 脑线过长　　　　图 1.88 脑线变短

3.脑线上出现岛形纹

脑线上出现岛形纹,提示易患遗传性心脑血管疾病,如果是在末端出现岛形纹(图 1.89)则属于后天性心脏病。如果在中指下面有岛形纹(图 1.90)并且尾部开叉,则可能患风湿性心脏病。

三、心线的特征

1.心线变长

心线变长(图 1.91)插入示指和中指指缝,提示容易出现胃肠道紊乱。

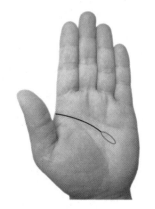

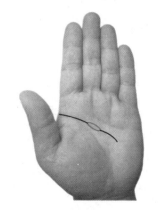

图1.89　脑线末端出现岛形纹　　　图1.90　脑线在中指下出现岛形纹

2.心线变短

心线变短或中断(图1.92),提示容易患心脑血管疾病。

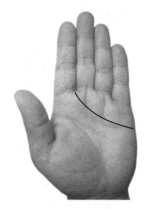

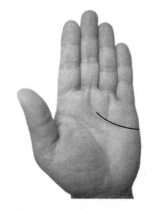

图1.91　心线变长　　　图1.92　心线变短或中断

3.心线断裂

心线断裂(图1.93)提示可能患头部外伤、脑震荡、健忘、头痛、头晕和眼底病变。如果心线上切线多(图1.94),则提示易患甲状腺功能亢进、心律失常等疾病。

4.心线上有岛形纹

如果心线在无名指下有岛形纹(图 1.95)并且有塌陷,易患青光眼、白内障、干眼症等疾病。

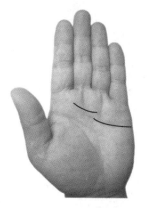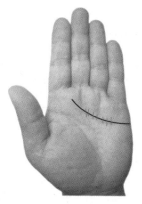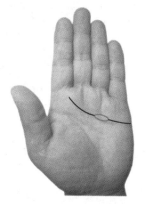

图 1.93 心线断裂　　　图 1.94 心线上有切线　　　图 1.95 心线在无名指下有岛形纹

四、平衡线的特征

平衡线由上至下共分为 5 个区,分别为脑区、心区、胃区、肾区和男科(妇科)区。

1.脑区平衡线

脑区平衡线的顶端中指下出现米字纹、十字纹(图 1.96),提示可能患遗传性心脑血管疾病;与心线交叉处出现三角纹(图 1.97),提示可能患偏头痛;如果在这个区出现米字纹(图 1.98)则提示脑部可能有炎症,如脑膜炎、小脑萎缩等;如果脑区出现岛形纹(图 1.99),特别是在平衡线上出现,一般提示脑部可能有囊肿或肿瘤。

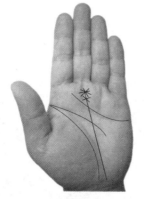

图 1.96　脑区平衡线的顶端中指下出现米字纹、十字纹

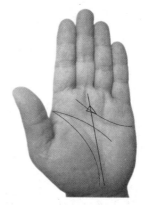

图 1.97　平衡线与心线交叉处出现三角纹

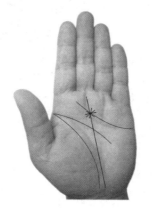

图 1.98　脑区平衡线出现米字纹

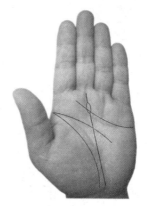

图 1.99　脑区平衡线出现岛形纹

2.心区平衡线

　　心区平衡线出现多条斜切线和十字纹(图 1.100),提示可能患心律失常或者遗传性冠心病。如果在心区平衡线与脑线交叉处出现三角纹(图 1.101),提示可能患心脏病;如果出现米字纹(图1.102),则可能患心肌炎、心绞痛;如果出现岛形

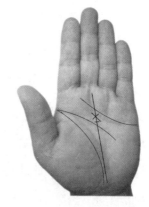

图 1.100　心区平衡线出现多条斜切线和十字纹

纹(图 1.103)、方格纹(图 1.104),则提示可能患心脏血管狭窄。

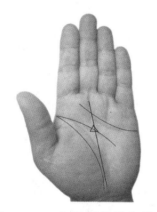

图 1.101 心区平衡线和脑线交叉处出现三角纹

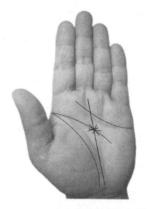

图 1.102 心区平衡线和脑线交叉处出现米字纹

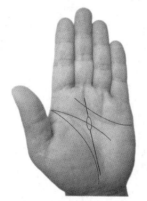

图 1.103 心区平衡线和脑线交叉处出现岛形纹

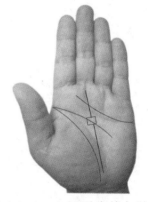

图 1.104 心区平衡线与脑线交叉处出现方格纹

3.胃区平衡线

胃区平衡线出现方格纹(图 1.105),提示可能出现胃脘痛、慢性消化不良等疾病。

4.肾区平衡线

在肾区平衡线上出现斜切线、十字纹(图 1.106),提示女性可能患内分泌失调、子宫肌瘤、卵巢囊肿等疾病;如果出现米字纹,要警惕膀胱炎和肾炎。

5.男科(妇科)区平衡线

本区代表男性(女性)的前后阴。如平衡线下端有岛形纹(图1.107)分叉,提示可能患痔疮。

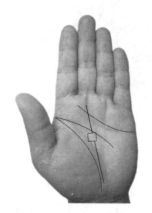 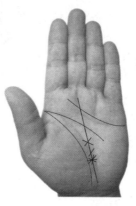 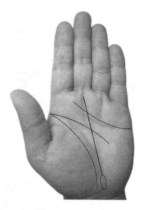

图 1.105　胃区平衡线出现方格纹　　图 1.106　肾区平衡线上出斜切线、十字纹　　图 1.107　平衡线下端有岛形纹

五、健康线的特征

在掌纹诊病中健康线非常重要,主要依据它的形状来判断疾病。

1.健康线断断续续

健康线断断续续(图1.108),提示免疫力差,容易患消化系统疾病,如慢性胃炎。

2.健康线弯弯曲曲

健康线弯弯曲曲(图1.109),提示肝郁气滞、思虑过度、失眠,易患肝胆系统疾病。

3.健康线呈链状

健康线呈链状(图 1.110),提示气血不足,易患风寒,以及呼吸道、肺部疾病。

4.健康线拉直变粗

健康线拉直变粗(图 1.111),代表可能患免疫缺陷疾病、甲状腺疾病、肿瘤等。

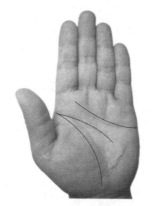

图 1.108 健康线断断续续

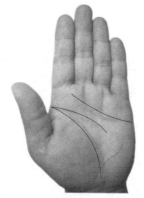

图 1.109 健康线弯弯曲曲

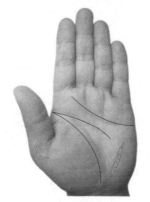

图 1.110 健康线呈链状

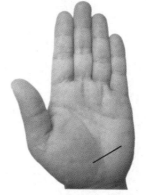

图 1.111 健康线拉直变粗

5.健康线细且杂乱

健康线细且杂乱(图 1.112),提示易患神经衰弱、抑郁、焦虑等。

六、成功线的特征

如果在成功线上有横切线(图 1.113),提示眼部可能出现问题,如近视、弱视、散光;如果是多条线就不是成功线了,而是属于神经衰弱线。

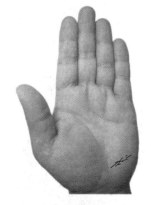

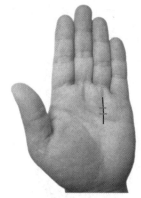

图 1.112　健康线细且杂乱　　图 1.113　成功线上有横切线

第二章　中医手诊　八卦脏腑分区

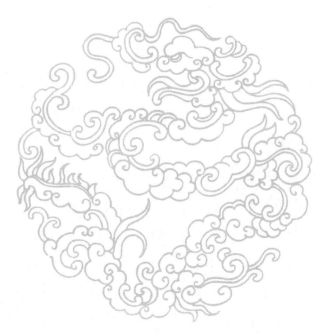

第一节　概述

一、中医手诊八卦脏腑分区划分的具体方法及意义

按照八卦脏腑分区(图 2.1)表现出来的疾病是对人体即将出现疾病的提前诊断,及时给予防治及调理,这样可以对疾病早期出现的症状加以纠正。

按照八卦脏腑分区结合 8 个穴位手法(补、泻、平补平泻、点、按、揉、捏、推)可以对脏腑功能下降、疾病早期防治进行手诊的按摩治疗。

按照八卦脏腑分区诊断时,男性以左手为主(先左后右),女性以右手为主(先右后左)。手的方位以大拇指的方向为左侧,以左手为例,以手的正中心为轴(从中指的指尖竖着顺下来,画一条线,手掌横着再画一条线,十字交叉点为手心,再从这一点画另两条直线,在手心写一个米字,实际是有公共交点的 4 条直线),米字的正上方稍稍向右倾斜3°左右,即米字的中间对准中指和无名指的正中间(下边不动),米字的每一个短线对应的区域就是一个八卦分区。

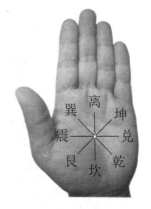

图 2.1　八卦脏腑分区

1.乾位

米字的右下方为乾位,位于兑位与坎位之间。通于大肠,头部、

肺部、脊椎、糖尿病等问题可以通过这个分区诊治;五行归属于金。

2.坎位

米字的正下方为坎位,对应中指的正下方与大小鱼际之间相交的区域。通于肾,男性、女性的泌尿生殖系统疾病都可以通过这个分区诊治;五行归属于水。

3.艮位

米字的左下方,在大鱼际的下半侧为艮位。通于脾胃,为人体消化系统、免疫系统反射区,颈、腰、腿部疾病可以通过这个分区诊治;五行归属于土。

4.震位

米字的正左侧,虎口以下为震位。通于肝,肝囊肿、脂肪肝都能从这个分区诊治;五行归属于木。

5.巽位

米字的左上方(免疫线和脑线结合处的上方),示指指根的正下方直径的 1 厘米,形态浑圆且突起的为巽位。通于胆,胆囊息肉、胆结石等胆道疾病都可以从这个分区诊治;五行归属于木。

6.离位

米字的正上方,中指与无名指的交点为离位。通于心,心脑血管疾病、头面部疾病均可以在这个分区诊治;五行归属于火。

7.坤位

米字的右上方(小指的下部)为坤位。通于脾肾,腹部、女性子宫等疾病都能从这个分区诊治;五行归属于土。

8.兑位

米字的正右侧,手掌心线以下,脑线以上,接近于掌侧,小鱼际(小指的正下方)处为兑位。通于肺,呼吸道、咽喉、甲状腺等疾病可以从这个分区诊治;五行归属于金。

二、中医藏象学说与八卦脏腑的对应关系

人体脏腑的生理、病理与八卦脏腑反射区的对应关系如下。

(一)五脏的生理、病理与八卦脏腑分区对应法

1.心、心包

心、心包的反射区为离位,象火,数3,属火。

2.肝

肝的反射区为震位,象雷,数4,属木。

3.脾

脾的反射区为坤位,象地,数8,属土。

4.肺

肺的反射区为兑位,象泽,数2,属金。

5.肾

肾的反射区为坎位,象水,数6,属水。

(二)六腑的生理、病理与八卦脏腑分区对应法

1.胆

胆的反射区为巽位,象风,数5,属木。

2.胃

胃的反射区为艮位,象山,数7,属土。

3.小肠

小肠的反射区为离位,象火,数3,属火。

4.大肠

大肠的反射区为乾位,象天,数1,属金。

5.膀胱

膀胱的反射区为坎位,象水,数6,属水。

6.三焦

三焦的反射区为离位,象火,数3,属火。

7.脑

脑的反射区为乾位,象天,数1,属金。

8.子宫

子宫的反射区为坤位,象地,数8,属土。

五行象数疗法

象数疗法是以人体健康为核心的一种无药疗法,属于自然疗法。源于《易经》,基于中医,既简单又方便。可在日常的行、走、坐、卧时默念,一秒钟一个数字,来调节机体阴阳平衡,"补不足,损有余",从而达到调理身体的目的。象数疗法每次默念10分钟,如果感觉不适,立即停止默念并改方,选用适合自己的象数。对于慢性疾病,一般每天默念累积1小时为宜,或者根据自身情况可延长时间。念象数时保持心静、集中、放松,持之以恒,方可见效。

第二节 乾位:肠息肉的中医防治

一、乾位的位置

见图 2.1。

二、乾位的中医手诊辨证

乾位诊断:乾为头,主调大肠。

正常的乾位饱满、无杂乱纹、有弹性(指压放松后血色恢复),提示身体健康,脑、大肠的功能较好,身体素质整体较好。

乾位塌陷、呈暗紫红色、纹理杂乱(图2.2),提示可能易出现乏力、气短、失眠、健忘、脑萎缩等。

脑线过长(图2.3),深入乾位,并且在乾位出现褶皱,多提示可能患神经衰弱、焦虑和抑郁。

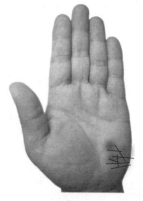 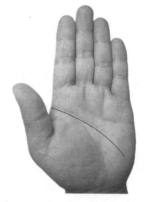

图 2.2 乾位塌陷、呈暗紫红色、纹理杂乱(★)

图 2.3 脑线过长,深入乾位

★,本处彩色图片可扫描 153 页或封底勒口处的二维码获取。书内标★同此处。

从小鱼际的外缘向免疫线生长的横线（血糖线）（图2.4），同时生成2～3条，提示可能隔代或直系亲属中有糖尿病患者，即使是儿童也要注意预防。

在乾位出现菱形纹且两端有横线（图2.5），提示肺功能弱，肺部疾病容易反复发作；出现放射状斑点（图2.6）、岛形纹、米字纹、十字纹（图2.7），提示可能有不同程度的炎症，可有肺功能低下，容易出现感冒等呼吸道疾病，并且免疫力弱，易患肺结节等疾病。

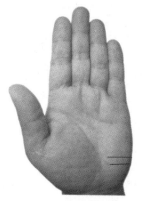

图 2.4　乾位血糖线

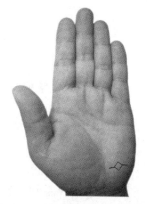

图 2.5　乾位出现菱形纹且两端有横线

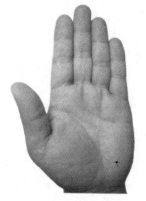

图 2.6　乾位出现放射状斑点

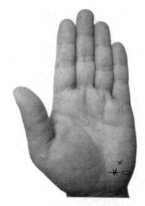

图 2.7　乾位出现岛形纹、十字纹或米字纹

乾位塌陷或萎缩,提示可能肺、肾功能弱,容易出现性功能下降、生殖能力减退和全身免疫力下降等症状。

乾位掌侧弧度过于饱满,呈红紫色隆起,提示容易患更年期综合征,女性则表现为腰痛。

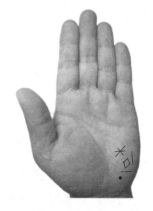

图 2.8 乾位出现放射状纹、横纹、竖纹、菱形纹、褐色斑片或斑点

乾位如果有放射状纹、横纹、竖纹、菱形纹、褐色斑片或斑点(图 2.8),提示容易出现反复感冒、咳嗽、低热、哮喘等。

三、乾位的手诊治疗

(一)手部按摩

通过按摩乾位可治疗头部疾病,右腿、右足和大肠方面的疾病,以及骨病、便秘、低血压、嗜睡症、健忘、脊椎病等。常采用顺时针按揉和向下推揉的方法进行手部按摩。

(二)中医健脾治肠息肉

中医认为,肠息肉切除后之所以容易复发,是因为适宜肠息肉生长的环境并未得到改变,而其复发的根本原因在于脾虚,因此,预防肠息肉复发,健脾很关键。

健脾药膳粥:取白术 10 克、薏米 15 克、茯苓 10 克、山药 15 克、大米适量,制作时先用白术熬水,再用白术水煮粥。

注意:腹泻人群最好用炒白术和炒薏米,而便秘人群最好用生白术和生薏米。

白术归脾、胃经,能补气健脾;薏米含有膳食纤维,能促进肠道蠕动;茯苓利水消肿、健脾宁心;山药健脾益胃、助消化。

(三)五行象数疗法调治乾位对应的脏腑疾病

《黄帝内经》中明确,乾卦对应头、肺、肠道、颈、胸部、骨、关节、右腿、右足、血管、精液、男性生殖器,五行归属于金,数字为1。

- 1000:通督脉,导经络,治腰腿骨质增生。

- 010:通督脉,调诸经,治右腿、右足的疾病。

- 01000:治坐骨神经痛(右侧)兼高血压。

- 0001000:治右侧坐骨神经痛、脊椎外伤、右腿肿痛、右脚趾痛等。

- 11160:补脑,治寒邪所致的胸椎痛。

第三节　坎位：肾囊肿的中医防治

一、坎位的位置

见图 2.1。

二、坎位的手诊辨证

坎位出现岛形纹、三角纹、米字纹（图 2.9）且纹理杂乱，提示泌尿生殖系统炎症、肾结石。

坎位有米字纹和星形纹，提示要预防冠心病、心绞痛；如果米字纹与脑线尾端的米字纹、离位的米字纹相呼应（图 2.10）时，要预防猝死的发生。

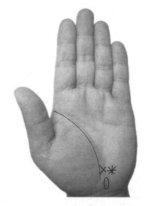

图 2.9　坎位出现岛形纹、三角纹、米字纹

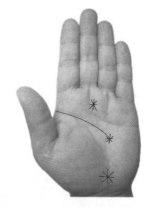

图 2.10　坎位米字纹与脑线尾端的米字纹、离位的米字纹相呼应

坎位平衡线上有大的岛形纹（图 2.11），提示可能有腹胀、便秘和痔疮。

坎位免疫线的末端有小的岛形纹（图2.12），提示女性可能患子宫肌瘤、输卵管炎症、卵巢囊肿等疾病，男性可能患前列腺增生、肥大、肿瘤等疾病，同时警惕可能发生直肠息肉或肿瘤。

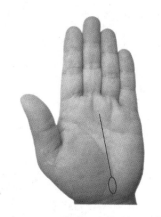

图2.11　坎位平衡线上有大的岛形纹

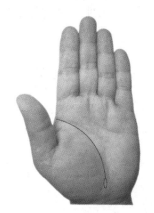

图2.12　坎位免疫线的末端有小的岛形纹

坎位上出现放纵线（图2.13），提示可能生活不规律、长期熬夜、性生活过度、酗酒、过量服用安眠药等。

坎位上出现大三角纹（图2.14），提示可能容易有心肌供血不足、心动过速等问题；坎位上出现小三角纹，提示可能幼年缺钙或

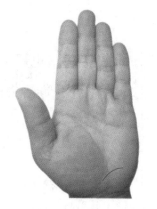

图2.13　坎位有放纵线

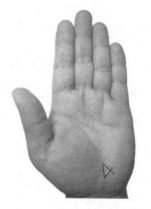

图2.14　坎位有三角纹

老年易体弱多病;坎位上出现独立的三角纹,提示一定要预防冠心病、高血压和脑卒中;副免疫线有三角纹,是心脑血管的遗传纹。

坎位下的手腕线正常有 2～3 条,深而不断,可呈链状,多平直、有力、清晰。手腕线断裂(图 2.15)或浅浮、细弱、弯曲(图 2.16),甚至呈三角形,冲向掌根部(图 2.17),提示女性容易患不孕症、习惯性流产、性冷淡等疾病,男性容易患阳痿、早泄、不育症等。

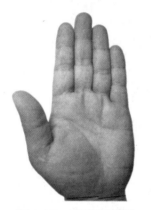 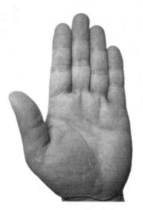 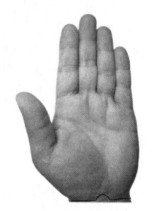

图 2.15　手腕线断裂　　图 2.16　手腕线弯曲　　图 2.17　手腕线呈三角形,冲向掌根部

三、坎位的手诊治疗

(一)手部按摩

顺时针按摩坎位可治疗肾及膀胱方面的疾病,也可防治耳鸣、耳聋、便秘、尿频、腰背疼、糖尿病、妇科病,还可防治失眠、盗汗、头晕、健忘等疾病。

(二)肾囊肿的中医验方

肾位于腹腔腰部,左右各一,与六腑中的膀胱相表里。

肾藏精,主发育与生殖,精是构成人体的基本物质,也是人体各种功能活动的物质基础。它有先天和后天之分。先天之精藏于肾,但必须有后天水谷之精的充养,才能发挥其作用。精能化气,而肾精所化之气,即为肾气。肾的精气盛衰,关系着生殖和生长发育的能力,故有"肾为先天之本"之说。人从幼年开始,由于肾的精气逐渐充盈,发育到青春期,产生一种"天癸"的物质,于是男性能产生精子,女性开始按期排卵、出现月经,性功能逐渐成熟,具有了生殖能力;待到老年,肾的精气逐渐衰退,性功能和生理能力随之减退直至消失,形体也逐渐衰老。

　　肾的精气包含肾阴与肾阳两个方面。肾阴又叫"元阴""真阴",是人体阴液的根本,对各脏腑组织起着滋养的作用。肾阳又叫"元阳""真阳",是人体阳气的根本,对各脏腑组织起着温煦的作用。但由于从阴阳属性来说,精属阴,气属阳,所以有时也称肾精为肾阴,肾气为肾阳;肾中命门火,与肾阳基本相同。肾阴与肾阳在人体内是相互制约、相互依存的,以维持人体生理上的动态平衡。如果这一平衡状态遭到破坏,就会产生肾阴阳偏盛或偏衰的病理变化,如出现五心烦热、失眠多梦、潮热盗汗、头晕目眩、遗精等阴阳失衡的表现。

　　中医对于肾囊肿的治疗主要是通过活血通络,改善囊壁血液循环,增加通透性,促进囊内液吸收,抑制上皮细胞分泌,使囊肿自然缩小至理想状态,减轻对肾实质的压迫。

　　治疗肾囊肿的药方如下。

　　药方一:生黄芪50克、白茅根50克,用水煎服,每日1次。

　　药方二:车前子、泽泻各30克,用水煎服,每日1次。

　　药方三:黄芪、莲肉各15～30克,赤小豆30克,砂仁6克,葱白 1 茎,生姜 3 片,同煮。

(三)尿潜血的中医验方

尿潜血属下焦湿热型。

【主症】腰腹疼痛,小便涩痛,尿中带血,或排尿中断,排尿时刺痛难尽,舌红,苔黄腻,脉弦或数。

【治法】清热利湿,排石通淋。

【药方】石韦 10 克、泽泻 10 克、通草 10 克、猪苓 10 克、冬葵子 10 克、瞿麦 10 克、滑石 20 克、车前子 10 克、金钱草 30 克、鸡内金 10 克、甘草 6 克、灯芯草 3 克、栀子 10 克、牛膝 12 克、白茅根 20 克、仙鹤草 20 克,用水煎服。

(四)五行象数疗法调治肾与泌尿系统疾病

《黄帝内经》中明确,坎卦对应肾、骨、骨膜、背脊骨、腰、耳、发,五行归属于水,数字为 6。

- 060:益髓海,健脑。
- 600:可降低血液黏稠度,降血脂。
- 060、440、720:可治疗肾结石。
- 20、650、30、80:可缓解耳鸣、听力减退等症状。
- 650、30、820:可缓解阳痿等症状。

第四节 艮位:脾胃病的中医防治

一、艮位的位置

见图 2.1。

二、艮位的中医手诊辨证

艮位隆起与乾位对称,肌肉有弹性,指压后出现的凹陷能快速恢复,无青筋,提示脾胃功能好。

艮位比乾位低,提示可能体质虚弱,久病不愈;如果艮位肌肉萎缩,可能出现颈椎病等疾病。

艮位青筋暴露(寒瘀,胃脘胀)(图 2.18)、纹理杂乱,提示可能血管瘀阻;指压凹陷弹起无力,提示可能有心肌缺血(伴心慌、气短、胸闷)、风湿痹痛、颈腰腿痛。

艮位上出现井字纹且青筋暴露(图 2.19),呈苍白且青黄色,

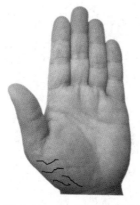

图 2.18 艮位青筋暴露

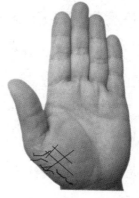

图 2.19 艮位上出现井字纹且青筋暴露

挤压后肌肉松软无弹性,提示可能患萎缩性胃炎。

艮位下边缘与坎位交接处有菱形纹(图2.20),色泽较红,提示可能患痔疮并出血。

艮位中外侧是呼吸区,有米字纹和红色斑点出现(图2.21),提示可能有呼吸道炎症。

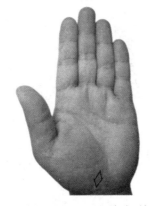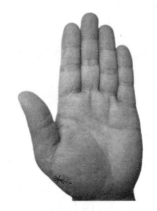

图2.20　艮位下边缘与坎位
交接处有菱形纹(★)

图2.21　艮位中外侧有米字
纹和红色斑点(★)

三、艮位的手诊治疗

(一)手部按摩

按摩艮位,顺时针30次,可改善胃病、手足病、头晕、颈腰腿疼、结肠炎等疾病症状,对子宫脱垂、脱肛、肿瘤、鼻炎和手足麻木等疾病也有一定疗效。

(二)脾胃病的中医验方

药方一:儿童肥儿散。砂仁20克、鸡内金(炒)60克、白术(炒)50克、茯苓50克、山药150克、山楂(焦)50克、甘草50克。上为细末,过罗。

【主治】理脾和胃,消积化滞。症见纳差、呕吐腹泻、停食伤乳、消化不良、面黄。

【用法】一次 3 克,每日 2 次,温开水冲服。3 岁以上者加倍。

【注意】忌生冷、油腻等食物。

药方二:成人增肥丸。黄芪 80 克、白术 50 克、党参 70 克、甘草 30 克、鸡内金 180 克、山楂 180 克、神曲 60 克、半夏 90 克、茯苓 90 克、陈皮 30 克、连翘 30 克、莱菔子 30 克、升麻 30 克。水丸,每次 6~9 克;亦可做成汤剂,比例酌减。

【主治】食积证。症见胸脘痞满、腹胀时痛、嗳气吞酸、厌食呕恶或大便泄泻,舌苔厚,腻微黄,脉滑。

【辨证】增肥为消导平剂,是治疗一切食积轻证的常用方。临床特征为脘腹胀满、嗳腐吞酸、厌食吐泻,舌苔厚腻。

【适应证】消化不良,急、慢性胃肠炎等消化系统疾病。

药方三:开胃健脾汤。陈皮、厚朴(姜汁炒)、枳实各 10 克,苍术 15 克(用米泔水泡,早晚一杯)。

【主治】下气消痞,脾胃不和。症见脘腹胀满、呕吐吞酸、食欲缺乏,舌苔厚腻。

【用法】用水煎服,每日 2 次。

(三)五行象数疗法调治脾胃类疾病

《黄帝内经》中明确,艮卦对应脾胃、头、鼻、手、乳房、男性生殖器,五行归属于土,数字为 7。

● 70:治实邪所致头痛。益气,止晕。可以提高儿童智力,治儿童多动症。

● 720:治鼻炎、鼻肿痛。治疗乳腺增生、结节。

- 700：治脾胃疾病，偏去热；治疗胃中虚热，偏于益阴，属阳中育阴。

- 7000：止痛、止突发腹痛、止癌痛、止尿床。治脱肛。

- 0070：主治关节炎和带状疱疹。

- 0007000：主治关节炎、双腿痛、膝关节伤痛发作、左足肿痛等。

- 0007165000：主治颈椎增生伴肾炎腰痛和水肿。

第五节　震位:脂肪肝、肝囊肿的中医防治

一、震位的位置

见图 2.1。

二、震位的中医手诊辨证

震位要低于艮位,且有弹性、红润、饱满,提示肝气舒畅、气血充足、脏腑功能正常,也提示肝脏、内分泌、生殖系统方面正常。

如果震位肌肉松软、压之不起,提示可能肝血不足,视物模糊;如果出现菱形纹、十字纹且纹理杂乱(图 2.22),则提示生殖系统及内分泌有异常，常表现为暴躁、抑郁,同时要预防脑卒中、癫痫、气滞血瘀、肝囊肿、胆囊息肉、肝壁息肉、子宫肌瘤、卵巢囊肿、肾囊肿、膀胱肿瘤或者出现肝脏的恶性病变、肝硬化等疾病。

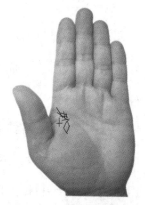

图 2.22　震位出现菱形纹、十字纹且纹理杂乱

在震位上部出现岛形纹(图 2.23),提示可能患慢性胃炎;如果岛形纹上还有米字纹(图 2.24),则提示慢性胃炎伴有溃疡;岛形纹的部位有隆起,提示有肥厚性胃炎;岛形纹的部位有塌陷,则提示可能患萎缩性胃炎。

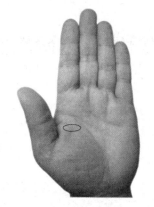 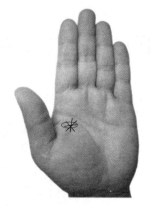

图 2.23　震位上部出现岛形纹　　　图 2.24　震位岛形纹上有米字纹

三、震位的手诊治疗

(一)手部按摩

震位平补平泻按摩各 20 次,可改善左肋、左手臂、肝脏、足部不适症状,还可以防治神经性耳聋、心悸易惊、失眠、青光眼、白内障等疾病。

(二)脂肪肝、肝囊肿的中医治疗

1.脂肪肝的中药验方

药方一:川楝子 6 克、决明子 6 克、山楂 15 克。

药方二:苍术 10 克、厚朴 6 克、青皮 10 克、陈皮 6 克、车前子(包煎)15 克、荷叶 20 克、泽泻 15 克、甘草 6 克。

均用水煎服每日 1 剂,每天 2 次。

2.肝囊肿的中药验方

佛砂汤:适合气郁食积,多见于好动气而影响肝脾功能者,症见胸胁胀痛、胃中不适、泛泛欲吐、大便不爽、舌有腻苔等。

药方一:佛手片、砂仁过筛粉,各 3 克,搅匀即可服用,每日 1~2

次。此方适合肝胆湿热因长期饮酒及喜食肥甘者,症见面色灰黄、体乏喜卧、口苦口腻、尿液混浊、舌有黄厚苔等症状。

药方二:鱼腥草 30 克、蒲公英 10 克、茵陈 5 克,煎水,去渣留汁,每日 1 次。对慢性胆囊炎、胆囊息肉有效。

(三)五行象数疗法调治肝脏疾病

《黄帝内经》中明确,震卦对应脏腑肝、腿、足、左肩臂、左手、爪甲,五行归属于木,数字为 4。

- 40:可以提高儿童智力,主治气血不足、心脑供血不足。
- 400:主治失眠。
- 650、400:主治半身不遂、指甲脆裂。
- 4300:主治耳鸣、耳聋、溢泪(肝开窍于目)。
- 004300:功效疏肝解郁。
- 4330:主治心脏病。
- 4380:补肝血,温补脾阳,濡养眼目,滋阴除烦。
- 450:主治手指不能屈伸,助听力。
- 4500:主治眼病(肝开窍于目,5 疏导局部)。

第六节　巽位：胆囊息肉的中医防治

一、巽位的位置

见图 2.1。

二、巽位的中医手诊辨证

正常巽位微隆起且呈肉粉红色，巽位与离位、坤位比较稍隆起，提示肝胆疏泄功能正常。

巽位过分隆起、颜色青紫（图 2.25），提示可能有胆固醇过高、血脂高、血压高、胆汁浓度高等症状。

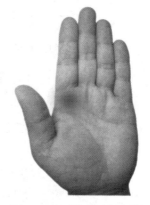

图 2.25　巽位过分隆起、颜色青紫（★）

巽位明显高于震位，提示有反复发作的慢性胃炎，多由胆汁反流引起。如想彻底治愈，必须从肝胆方面着手治疗。

巽位塌陷、松软、有黄白点杂现，提示胆道严重淤堵，常见于慢性胆囊炎、胆结石、胆萎缩、胆囊癌等疾病。

巽位出现十字纹和井字纹（图 2.26），主要提示有炎症，如胆囊炎、胆管炎。

巽位出现米字纹（图 2.27），提示患胆结石或胆囊息肉。

笔者经过 30 多年的临床手诊总结，巽位出现米字纹，1 年内检查可发现胆囊壁粗糙增厚，2 年后检查胆囊中会有结石，因此，

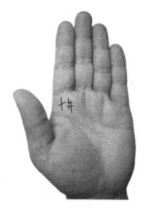

图 2.26 巽位出现十字纹和井字纹

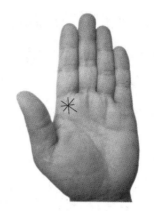

图 2.27 巽位出现米字纹

如果巽位出现米字纹,不论目前有无症状,都应予以重视,尽早从生活及饮食方面进行调整,预防胆结石的发生。

还有一点值得注意的是,只要巽位纹理杂乱,就应疏肝利胆,预防胆道疾病的发生。

巽位有青筋,提示消化不良,有肝郁、胆汁淤积、胃胀腹满和便秘的症状。

巽位出现躺着或倾斜的十字纹(图 2.28),说明胆囊功能失调,可能引起口干、咽干、口苦,舌发干无唾液,原因为胆火内扰,不及时治疗可能会有干眼症、怕光、沙眼及流泪等问题。

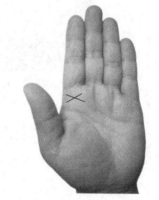

如果巽位出现井字纹,提示患胆囊炎,此时用泻法点按巽位 20 次,可泻肝胆郁热。

如果巽位出现不规则的米字纹,外面套圈且变色(图 2.29),则提示充满型胆结

图 2.28 巽位出现躺着或倾斜的十字纹

石已经很严重了,有可能需要手术治疗。

巽位的纹理杂乱,方格纹里有井字纹(图 2.30)、米字纹(图 2.31)、十字纹(图 2.32),不管出现哪种纹,都提示胆囊可能有严重病变,女性多伴有妇科疾病。

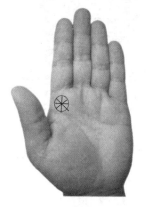

图 2.29　巽位米字纹外面套圈且变色

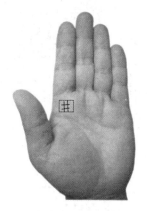

图 2.30　巽位方格纹里有井字纹

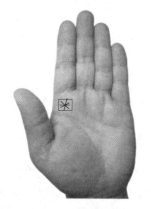

图 2.31　巽位方格纹里有米字纹

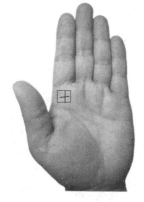

图 2.32　巽位方格纹里有十字纹

巽位上出现红色斑点是肝阳火旺的征象,红如朱砂则是肝炎的征象,淡褐色斑点是陈旧性病灶的标志(图 2.33)。

在靠近免疫线上方出现枣核状菱形纹(图 2.34)可能患有早期脂肪肝,杏仁状菱形纹(图 2.35)呈暗青色可能患有中度脂肪肝。

应查看示指指甲,如指甲有凹槽沟,提示肝胆系统有炎症;示指上有湿气疱疹,为肩背受风寒的标志。

巽位外侧有青筋(图2.36),提示可能有颈椎病、肩周炎。

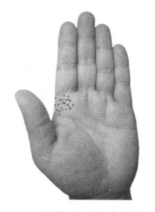

图2.33 巽位出现红色斑点或淡褐色斑点(★)

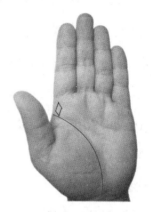

图2.34 巽位靠近免疫线上方出现枣核样菱形纹

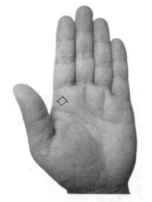

图2.35 巽位出现杏仁状菱形纹

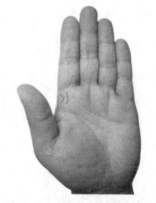

图2.36 巽位外侧有青筋

三、巽位的手诊治疗

(一)手部按摩

按摩巽位可治疗左肩、左臂、胆囊疾病、四肢疾病、大小肠疾病、微血管疾病、气血不足、腿部抽筋,以及胃脘胀气、皮肤病、干眼症、风痹无汗等。

《黄帝内经》:"气以壮胆,邪不能侵。胆气虚则怯,气短,谋虑而不能决断。"其不仅说明胆气与人的免疫力相关,还说明胆气与人的气魄、决断有关。作为六腑之一,胆不仅与肝相通,还关乎脾胃功能。胆气有多旺,人体的免疫力就有多强。如今很多人常因饮食不规律、长期熬夜、精神压力大,导致胆功能失常,出现各种身体不适的症状,甚至导致胆囊炎、胆结石的发生,所以要在日常生活中养成良好的生活习惯,爱胆、护胆。另外,生活起居要规律,23点前必须入睡。

(二)胆囊息肉的中医验方

药方一:柴胡 9 克、枳壳 10 克、白芍 15 克、薏苡仁 30 克、乌梅 10 克、僵蚕 10 克、白芥子 10 克、连翘 15 克、甘草 6 克。用水煎服,每日 1 剂,每日 3 次。一般 2~3 个月为 1 个疗程,重者需要 2~3 个疗程。

肝郁重者加青皮、香附,腹胀重者加厚朴,便秘者加生大黄,以瘀为主者加丹参、桃仁。

药方二:茵陈 10 克,蒲公英 10 克,柴胡 10 克,郁金 10 克,栀子 10 克,金钱草 10 克,黄连、青皮、连翘、香附、厚朴、大黄、丹参、桃仁、龙胆草各 10 克。

注:忌食肥肉、海鲜、鸡蛋黄、无鳞鱼类、动物内脏、辛辣、白酒、油炸等刺激性食物。每日 1 剂,用水煎服,早晚分服,15 天为 1 个疗程,2 个疗程后 B 超复查观察疗效,3 个疗程无效者停服。

脂肪肝者加生山楂、莱菔子,谷丙转氨酶增高者加茵陈、垂盆草、虎杖,气虚加黄芪 30 克,阴虚加生地黄 15 克、牡丹皮 10 克。

药方三:金银花 15 克,野菊花 10 克,柴胡、白芍、厚朴、青皮、制香附、前胡、茯苓、元胡、茵陈各 10 克,黄连、龙胆草、甘草各 10 克。用水煎服,分 2 次服,每日 1 剂,40 天为 1 个疗程。

服药期间停用其他药物,禁食肥猪肉、蛋类食品等。

药方四:乌消汤。乌梅 10 克、僵蚕 9 克、枳壳 15 克、白芥子 10 克、蒲公英 15 克、薏苡仁 40 克、柴胡 9 克、茵陈 5 克、三棱 9 克、白芍 10 克、连翘 15 克、甘草 6 克。每日 1 剂,水煎,分 2 次服用,或做成药丸,每次 9 克,一日 3 次,2 个月为 1 个疗程。

B 超复查后息肉缩小则加服 1 个疗程,若息肉消失则不用再服药。

胆囊息肉可分为肿瘤性和非肿瘤性,被确诊为胆囊息肉后,一般认为治疗方案的选择关键是确切判断病变的性质是属肿瘤性还是非肿瘤性,二者的治疗措施截然不同。前者有癌变的可能,通常应做胆囊切除;后者为无癌变性息肉,除合并胆囊结石或具有明显的临床症状外,一般不需要做胆囊切除。但术前对病变性质的判断有时比较困难,因此,一般认为出现下列 3 种情况时应考虑手术治疗:①息肉直径超过 1.0 厘米;②息肉合并胆囊结石;③息肉伴有临床症状。

对于息肉直径小于 1.0 厘米而无临床症状者,可采用中药治疗,如息肉在短期内明显增大或其附着的胆囊壁有局限性增厚等变化时,则需要行胆囊切除术。

(三)五行象数疗法调治胆囊疾病

《黄帝内经》中明确,巽卦对应胆、食管、肠道、血管、神经、筋、淋巴系统、左肩背、左手、股(下腹部、下肢、大腿)、发、眼,五行归属于木,数字为5。

- 5:温阳,化气,通络,助肾阳,降浊气。
- 6500:能让孩子胆气壮,治疗易惊不安及多噩梦。
- 5000:主治坐骨神经痛。
- 54000:主治小腿及脚踝风湿、麻木、发凉。
- 005400:疏肝利胆。

第七节　离位：心脏病的中医防治

一、离位的位置

见图 2.1。

二、离位的中医手诊辨证

离位红润隆起，无杂乱纹理，光泽并有弹性，为正常。

在离位上，也就是在中指和无名指指缝出现十字纹（图2.37），提示有心气不足、期前收缩、心悸、血压不稳等症状，甚至可能患缺血性心肌病、高血压等。

离位出现米字纹（图 2.38），提示可能有心肌缺血、心绞痛；如果同时心线离位处出现米字纹、脑线末端出现米字纹（图 2.39），提示有脑卒中、猝死的危险，要高度警惕。如果为老年人，当米字纹颜色变得苍白、压之不起时，应加强对心脏的保护。

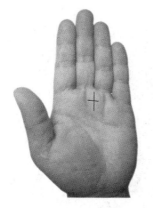 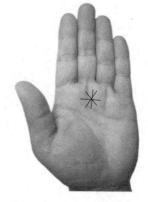

图 2.37　离位出现十字纹　　图 2.38　离位出现米字纹

离位出现井字纹（图 2.40），提示可能出现心悸、期前收缩、心房颤动、房室传导阻滞而引发的心慌、心律失常和失眠等问题。

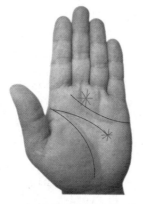
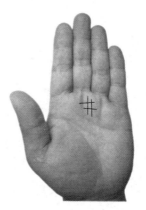

图 2.39　心线离位处出现米字纹、脑线末端出现米字纹

图 2.40　离位出现井字纹

离位出现包绕中指和无名指的环形线叫金星环（图 2.41），提示可能患生殖系统疾病，女性可能患附件炎，男性可能患前列腺炎。纹理越清晰、越深重，提示疾病越顽固、越严重，相反则较轻。从中医角度来说，提示可能肝肾不足、气滞血瘀或湿热下注等，切记少吃牛羊肉或辛辣肥甘的食物。

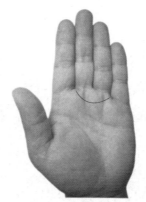

图 2.41　离位出现金星环

在无名指下方出现横纹或菱形纹（图 2.42），提示可能患眼部疾病，也提示有心肝阴血不足之证。

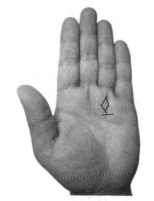

图 2.42　无名指下出现横纹或菱形纹

三、离位的手诊治疗

（一）手部按摩

经常上火、心烦易怒的人，平补平泻点揉离位 30 次。针对心律失常、心动过速、心动过缓、期前收缩、心房颤动、二（三）尖瓣反流、房室传导阻滞、心绞痛，顺时针点揉离位，一天 3 次，胸闷、气短、浑身乏力、胸痹症状会随之缓解。

（二）舌诊及治疗

中医通过观察舌的形态与色泽变化，以及语言表达的流利程度来判断心功能的情况。如舌尖经常溃疡的人，属于心火旺；讲话时频繁出现断点，属于疲劳，心气虚弱；舌根下的静脉色泽紫黯而曲张，说明心血管可能有动脉硬化。

中药中红枣、红椒、赤豆、樱桃、鸡鸭血、桂圆等红色食品与心相关，能补心。清泻心火最佳的食物是莲子和苦瓜，它们都是苦味的，苦味入心经，能够清泻心火。

在众多中草药中，三七能活血化瘀，治疗冠心病功效最好；灵芝有非常好的养心安神作用；石斛养心阴、补心气效果最佳；酸枣仁安神助眠效力最强。

(三)心悸的食疗方

1.冰糖炖桑葚

鲜桑葚 120 克、麦冬 30 克、冰糖 15 克、清水适量。将鲜桑葚、麦冬和冰糖放入砂锅中,加适量清水,煎煮 20 分钟即可。温服,每日 1 剂,连服 6 日。此方有补益肝肾、滋阴补气的功效,适用于因肝肾阴虚所致心悸者。

2.猪肉炖牡蛎

猪瘦肉 150 克,鲜牡蛎肉 150 克,适量清水、食盐、少许麻油。将猪瘦肉洗净切小片,将牡蛎肉洗净,同入砂锅,加入适量清水,煮至熟透,放入食盐和麻油即可食用。佐餐服用,每日 1 剂,连服 6 日。猪肉炖牡蛎具有滋阴润燥、安神定悸的功效,适用于因阴亏血虚所致心悸者。

3.碗蒸桂圆

桂圆 60 克、少许清水。桂圆剥皮后,将桂圆放入碗内,上锅蒸熟即可。每日 1 剂,分 2 次服用,连服 5 日。此方有健脾补心、益气血的功效,适用于因血虚所致心悸者。

4.茯苓米粉饼

茯苓粉 250 克、山药粉 50 克、米粉 250 克、白糖 250 克、清水适量。先将茯苓粉、山药粉、米粉、白糖搅拌均匀,并用适量清水和成面团,分割成若干小面团,用平底锅烙成薄饼即可。每 2 日 1 剂,随意吃,连服数日。

(四)治疗心悸的中医验方

验方:西洋参 50 克、丹参 100 克、生山楂 80 克、水蛭 30 克、地龙 20 克。放在一起研成细粉,早晚服用,每次 3 克。主要治疗冠心病、心绞痛、高血脂和血管斑块。

（五）五行象数疗法调治心脏疾病

《黄帝内经》中明确，离卦对应心、眼、视力，为血脉、红细胞，为三焦、小肠、乳腺，五行归属于火，数字为3。

- 0300、70：治疗自汗、盗汗。

- 300：行血养血，治眼干涩；益心养目，除眼干涩，治疗近视。

- 030：主治心悸、心慌、气短。

- 003003：治疗胸背凉。

- 0003000：主治眼不适、眼球鼓胀。

第八节 坤位:泌尿系统感染的中医防治

一、坤位的位置

见图 2.1。

二、坤位的中医手诊辨证

坤位平坦、筋浮、苍白且有杂乱纹理(图 2.43),提示有小腹冷痛、脾虚便溏、尿频现象,可能有泌尿生殖系统慢性炎症。女性可能患盆腔炎、宫寒不孕、子宫肌瘤、卵巢囊肿等疾病,月经中有瘀血块并发黑、发暗,呈咖啡色、酱色,月经量少;男性可能患不育症、阳痿、早泄、前列腺炎,为阴寒所致。

坤位呈淡红色(图 2.44),一般提示有炎症;呈青黄色或黑褐色(图 2.45 和图 2.46),一般提示易患感染性疾病。

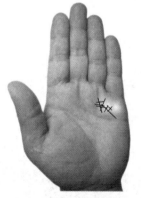

图 2.43 坤位颜色苍白且有杂乱纹理

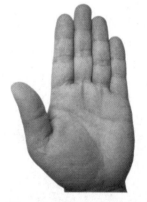

图 2.44 坤位呈淡红色(★)

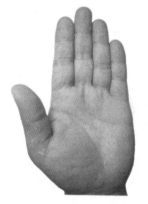 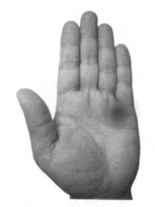

图 2.45 坤位呈青黄色(★)　　图 2.46 坤位呈黑褐色(★)

坤位出现岛形纹或菱形纹（图2.47），提示可能患乳腺增生、乳腺结节，甚至肿瘤。

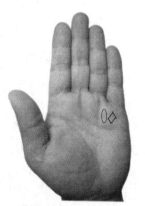

另外，坤位还对应脾胃疾病(食欲缺乏、胃脘胀、腹痛、胃酸、呃逆等)。阴寒之证(怕冷、手脚凉)：①若坤位高出小鱼际，为脾胃脏腑功能严重失常；②若坤位过于平坦，呈青暗色，有杂乱纹理，提示

图 2.47 坤位出现岛形纹或菱形纹

可能患膀胱炎、肾炎、肾结石和慢性尿道感染。

三、坤位的手诊治疗

(一)手部按摩

用补法点按坤位30次或80次，对右肩、右肩背(肩周炎)、脾胃疾病都有缓解作用。

按摩坤位治疗膀胱感染、肾脏感染、蜜月膀胱炎等泌尿系统感染疾病。

(二)泌尿系统感染的中医验方

1.治尿道炎疼痛的验方

生黄芪 60 克,金钱草、海金砂(包)各 30 克,萹蓄 10 克,石韦、鸡内金各 20 克,炒白芍、生地各 20 克,元胡 30 克,黄柏 10 克,郁金 15 克。用水煎服,每日 1 剂,分早晚 2 次服用,14 日为 1 个疗程。

2.治泌尿系统感染的验方

金银花 30 克,金钱草 30 克、败酱草 30 克、鱼腥草 30 克、车前草 30 克、萹蓄 10 克、黄柏 10 克、石韦 10 克、甘草 5 克。用水煎服,每日 1 剂,每日服 2 次。适用于膀胱湿热型泌尿系统感染。

(三)五行象数疗法调治泌尿系统感染

《黄帝内经》中明确,坤卦五行归属于土,数字为 8,为任脉,为腹,为子宫,为性腺,为卵巢,为右肩,为胰腺。主脾胃,主口唇,主运化,主人体腹部,掌纹中的性线在本区域内,泌尿生殖系统疾病均在此部位体现。

- 80:有祛肿满及软化作用,820 疏通输卵管,380 治宫寒不孕,消腹胀。

- 3800:3 为离卦主心主血脉,统领三焦。8 为坤卦,为腹主脾,脾统血,运化水湿,通调水道,促膀胱气化,涤污消浊,治疗泌尿系统感染。

- 8200:治便秘,痔疮。治胁痛,肩背痛。治口腔溃烂。

第九节　兑位:口腔溃疡的中医防治

一、兑位的位置

见图 2.1。

二、兑位的中医手诊辨证

兑位为肺、口腔、牙齿、气管,以及大、小肠的反射区。

兑位出现杂乱纹理,如十字纹、米字纹、方格纹(图 2.48),提示可能有咽炎、口腔溃疡、舌干裂症状,以及肠道的吸收、排泄功能出现异常引起的如头昏、头痛、腹胀、腹痛等问题。

兑位出现的方格纹里有米字纹(图 2.49),提示容易出现腹部手术引起肠粘连;兑位出现菱形纹或变色的岛形纹(图 2.50),提示可能有肠道肿瘤。

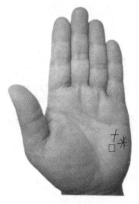

图 2.48　兑位出现十字纹、米字纹、方格纹

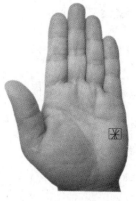

图 2.49　兑位出现的方格纹里有米字纹

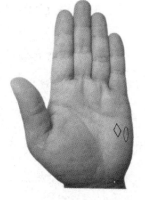

图 2.50　兑位出现菱形纹或变色的岛形纹

兑位指压之后松软、塌陷或者皮肤苍白,提示肺气虚,易患肺气肿和慢性阻塞性肺疾病。

兑位出现多条横线(图 2.51)或躺着的十字纹(图 2.52),提示免疫力低下,容易出现气管炎、肺炎、肺纹理增多和肺结节等症状;出现米字纹且颜色暗(图 2.53),提示易患哮喘、肺源性心脏病和肺气肿;方格纹里出现米字纹,说明容易出现肠息肉、肿瘤、结节等。

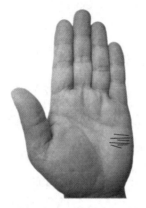 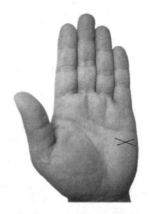 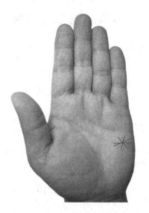

图 2.51　兑位出现多条横线　　图 2.52　兑位出现躺着的十字纹　　图 2.53　兑位出现米字纹且颜色暗

三、兑位的手诊治疗

(一)手部按摩

点按兑位平补平泻各 20 次,可调整人体的所有孔窍,也可调治口、鼻、目、耳等疾病,如口疮、口腔溃疡、鼻炎、视力障碍、睑腺炎、结膜炎、角膜炎、耳鸣和耳聋。

(二)口腔溃疡的中医验方

1.口腔溃疡

验方:炙甘草 6 克、黄芩 10 克、黄连 6 克、党参 10 克、清半夏 10

克、干姜 3 克、大枣 4 枚、赤小豆 15 克、当归 10 克、生地炭 12 克。

用水煎服，每日 1 剂。

2.脾胃虚弱型口腔溃疡

验方：黄芪 15～30 克、党参 15 克、当归 10 克、陈皮 10 克、柴胡 6 克、升麻 6 克、藿香 15 克、茯苓 10 克、白术 15 克、甘草 6 克。

用水煎服，每日 1 剂。

3.心火上扰型口腔溃疡

验方：银花 15 克、连翘 15 克、半枝莲 15 克、白花蛇舌草 30 克、黄芩 12 克、黄连 10 克、黄柏 12 克、赤芍 12 克、丹皮 20 克、知母 12 克、玄参 12 克、乌梅 12 克。

用水煎服，每日 1 剂。

（三）五行象数疗法调治肺、口腔类疾病

《黄帝内经》中明确，兑卦对应肺、气管、鼻，为眼、口、舌、牙、咽喉、语声、颊骨、肛门，五行归属于金，数字为 2。

- 20：主治气血不足。主治右肘痛、外感咳嗽。
- 200：主治口腔溃疡。
- 2000：主治肩周炎效果尤其明显，治右肘痛。
- 020：主治面部痤疮、咽喉痛、突发性牙痛、尿道口奇痒、痔疮等。
- 00020：主治老年皮肤瘙痒。
- 00200：主治肛裂、痔疮，止血止痛。
- 0002000：主治泌尿系统感染（湿热淋）。
- 002：主治荨麻疹（2 解表邪）、带状疱疹、肛门奇痒等。
- 260：主治心脏病及心脏病急发作；治高血压、动脉硬化。

- 2600：助肾气，治肾阴虚、脱发。

- 26000：补肾利水，消水肿。

- 26660：补肾，治腰痛。

第三章

不同疾病的

手诊与治疗

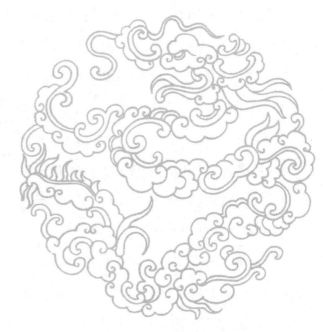

第一节 高血压

一、手诊高血压

中医说的高血压叫阳亢。所谓阴阳,阴是指寒冷的、安静的、阴暗的、消极的、向下的,而阳是炎热的、兴奋的、明亮的。红色是向上的、暴躁的,这就属于阳。

(1)中医将高血压定为阳亢,也就是手的温度是热的。如果发现自己的手总是热,要注意可能较容易患高血压。另一种情况是手不热,但血压高,这是因为导致高血压的因素不仅仅是血管硬化、情绪紧张、失眠等,所以遇到这种情况就不是单纯的阳亢了。

(2)手掌特别厚。大鱼际厚(大鱼际是指大拇指根下最饱满的位置)容易患血压高。如果大鱼际不仅厚,而且还出现了青血管,皮肤发亮,则提示患者不仅易患高血压,而且还有左心室肥大。很多人做完体检后,发现左心室比原来大且厚了,实际上是受高血压的影响。

(3)免疫线包绕的范围大(包绕大鱼际的免疫线如果弧度过大,超过了中指的中线)(图3.1),这样的人容易患高血压。

(4)观察中指第三指节的颜色,如果有红白色的点(图3.2),说明血压容易波动,容易出现血压高、头晕等症状。

(5)在心线上有好多纵切线(图3.3),

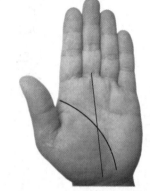

图3.1　免疫线包绕的范围大

尤其是在无名指下方有两条纵切线穿过心线,这样的人容易患高血压。

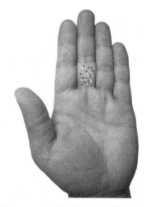 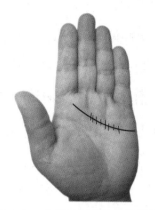

图 3.2　中指第三指节有红白色的点(★)　　　　图 3.3　心线上有好多纵切线

二、高血压饮食的注意事项

高血压患者首先不能吃高盐食物,由于食盐的主要成分是氯化钠,钠可引起细胞外液增多,心输出量增多,导致血压上升,增加脑卒中和心肌梗死的风险,因此,高血压患者含盐量高的食物尽量少吃。

世界卫生组织建议每个人每天的盐摄入量最多不超过 6 克,并且还要注意以下饮食事项。

(1)少吃咸菜及酱制品。腊肉、熏肉、香肠、烧烤及油炸的食物少吃,包括快餐,浓汤也要少喝。

(2)不吃高热量的食物。高热量的食物里葡萄糖含量多,可诱发肥胖,而肥胖的人高血压的发病率比正常人要高。

(3)不吃狗肉。狗肉温肾助阳,高血压就属于阳亢,如果吃温肾助阳的食物,血压就会变得更高。

(4)不要大补。补品中大多有补阳的成分,所以提醒高血压患者,养生可以,但不能大补。

(5)不喝浓茶。高血压患者尽量不要喝浓茶,尤其是红茶。浓度高的红茶里茶碱高,会引起大脑兴奋不安,可导致失眠、心悸,所以高血压患者尽量少喝红茶,可饮用清淡的绿茶。

(6)不吃高脂食物。尽量不要吃肥肉、猪蹄。猪蹄含胶原蛋白,美容养颜,但对高血压患者不利。烤鸭、麻花和煎饼,也会造成动脉硬化。

三、高血压的中医辨证治疗

在中医里没有高血压这个概念,从古至今,对应的概念为头痛和眩晕。《黄帝内经》中有头痛和眩晕的相关记载。著名医学家张仲景、朱丹溪、张景岳等,都为高血压提供了基础治疗,所以高血压的患者在治疗时一般以治疗肝为主。饮食上多吃香蕉、海带、芹菜(每天早上喝芹菜汁)、山楂等,这些对治疗高血压是非常有效的。

验方一:夏枯草 10 克、龙胆草 3 克、益母草 10 克。这 3 味中药用水煎服,每天 1 剂,1 日 2 次。可清肝泻火、行血通经、缓急止痉,对治疗高血压、肝火旺比较有效。

验方二:元参 10 克、生地 10 克、白芍 10 克、麦冬 10 克、菊花 10 克。用水煎服,每日 1 剂,1 日 2 次。可滋阴平肝。

一般情况下,以上 2 个药方 15～30 天为 1 个疗程。

验方三:柴胡 10 克、葛根 15 克、丹参 10 克、地龙 10 克。用水煎服,每日 1 剂。治预热型高血压。

验方四:生黄芪 30 克、决明子 20 克、党参 10 克、菊花 10 克。用水煎服每日 1 剂,1 日 2 次。治气虚型高血压。

验方五:川芎 10 克、川牛膝 10 克、菊花 20 克、夏枯草 30 克、玉米须 30 克。用水煎服,每日 1 剂,1 日 2 次。治肝火上扰。

第二节　糖尿病

一、手诊糖尿病

手诊糖尿病是根据一条重要的线，这条线即血糖线。从中指画一条竖直线连接到手腕线，在掌根的位置，拇指侧为大鱼际，小指侧手腕线以上是小鱼际，小鱼际上出现 1~2 条横纹，即血糖线。

（1）血糖线不像用笔在纸上画的横线那么标准，有可能有弧度，也有可能呈断续状，如果掌纹中出现了横纹，就要注意血糖了。有人说，我现在血糖不高，为什么也有血糖线呢？这提示家族中有人可能患有糖尿病，掌纹中出现的就叫遗传纹。有人说家族中没有人患有糖尿病，为什么手上也有血糖线？这是因为爱吃甜食的人，掌纹中也容易出现血糖线。

（2）如果免疫线末端有一条斜切线（图 3.4），这条线叫作意外纹，提示容易因为血糖、血压和血脂的异常而引起心脑血管方面的意外。

（3）在免疫线末端如果有三角纹或岛形纹（图 3.5），再结合血糖线，即可诊断患有糖尿病。

（4）手指腹呈紫红色（图 3.6），再加上以上 3 点，也可诊断患有糖尿病。

除了以上 4 点外，掌根如果呈暗红色（或小鱼际特别红），则提示血糖升高。

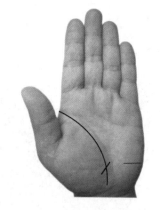

图 3.4　免疫线末端有斜切线

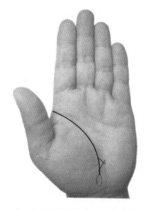 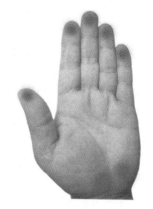

图 3.5 免疫线末端有三角纹或岛形纹　　图 3.6 手指腹呈紫红色(★)

二、糖尿病的中医辨证治疗

(一)糖尿病的中医概述

糖尿病属于中医学中的消渴病,是一种常见的、多发的疑难杂症。中医对这类疾病的认识和治疗一般以滋补、润燥、滋阴、降火为主。

常用方剂按三消化分(心与小肠相表里,肾与膀胱相表里,水火不衡,无负气化,于是便开阖无度,溲如流水,大便难。此是三消的由来)。多用消渴方(引自《丹溪心法》),玉女煎(引自《景岳全书》),人参白虎汤、调胃承气汤(引自《伤寒论》),六味地黄丸(引自《金匮要略》)等。

无论是受六淫之扰、饮食七情劳倦之患,或因其他疾病引起的糖尿病,都是因为脾的运化和肾的固摄功能失常,从而使全身功能紊乱,引起糖尿病的发生。

(二)糖尿病的中医治疗

《黄帝内经·素问·阴阳应象大论》曰:"阳为气,阴为味。味归形,形归气,气归精,精归化,精食气,形食味,化生精,气生形。"这是人体功能和营养物质的相互关系。

糖尿病患者除可见上、中、下三消之主症外,还可出现多发性疮肿等症状,严重时还有厌食、恶心、呕吐、腹痛、乏力等症状,甚至出现昏迷和死亡。

由此可见,健脾益肾是治疗糖尿病的一种非常有效的方法。治疗原则为顺五脏功能,掌握病机,侧重调整从健中、升清、固精入手。

1.降低血糖

验方:党参 40 克(红参 10 克)、黄芪 40 克、葛根 30 克、柴胡 12 克、黄柏 9 克、桔梗 20 克、山药 50 克、白芍 20 克、甘草 10 克、金樱子 20 克、芡实 30 克、吴茱萸 10 克、丹参 20 克。

用煎服,每日 1 剂,分 2 次服用。

此方为主方,有其他不同症状和情况,可酌情加辅助药。双眼昏花者加菊花、蔓荆子,多发疔肿者加重楼、土茯苓、蚕沙,阳虚者加破故纸、肉桂、附子,肾精亏者加菟丝子等。

方中的参、芪和甘草甘温补脾,重用葛根鼓舞脾胃中清阳津精上行;柴胡从少阳之路以助之;桔梗开肺气以行宣发百脉;白芍和血柔肝,以培升苗之根;黄柏降肾中浮火而坚肾;合山药更能滋肾健脾、从阴兴阳,以滋宣散之源;丹参走心经,活血养血,通连诸药能安心神、清虚火,从血中求和;金樱子、芡实补真元经管下焦,以行固摄之职。

2.糖尿病防治

验方一:生地 10 克、麦冬 10 克、元参 10 克、丹参 10 克、葛根 15 克、知母 10 克、黄连 6 克、甘草 6 克。

每日 1 剂。滋阴清热、生津止咳，对治疗 2 型糖尿病非常有效。

验方二：黄芪、丹皮、赤芍、秦艽、续断、牛膝、枸杞子、密蒙花，研细末，或做成小丸。

每次 6 克，每日 3 次。可益气养阴、活血通络。可治疗 2 型糖尿病合并周围神经病变、糖尿病眼病。

验方三：太子参、川芎、麦冬、五味子、苏梗、黄连。

用水煎服，每日 1 剂，每日 2 次。对糖尿病性心脏病的疗效比较好。

第三节　肺结节

一、手诊肺结节

小鱼际如果整体鲜红,提示正有炎症和发热症状;如果呈暗红色,则提示病程时间长,恢复慢,发展也慢。如果大鱼际同时发青,考虑肺纹理增多和有肺结节。

手诊肺结节转变为肺癌,包括以下几种情形。

(1)无名指下掌丘位置有岛形纹、米字纹(图3.7),或是无名指和小手指下有凸起的硬结,用手触摸到里面有硬块。

(2)小鱼际处有岛形纹或米字纹(图3.8)。

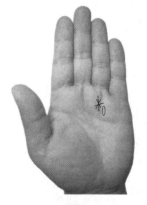 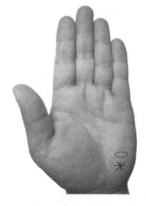

图3.7　无名指下掌丘位置有岛形纹、米字纹　　图3.8　小鱼际处有岛形纹、米字纹

(3)免疫线末端有岛形纹(图3.9),免疫线末端消失(图3.10)。

(4)手指颜色为暗褐色、咖啡色或者特别黄。

将以上几点综合起来,提示出现肺结节转化为肺癌的可能。

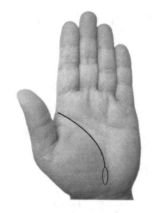 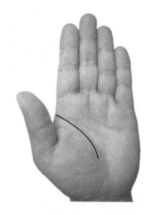

图 3.9　免疫线末端有岛形纹　　　图 3.10　免疫线末端消失

需要注意的是，不能单独看有无特异病理纹，一定要结合颜色。年龄大、肺部有基础疾病的人做检查时容易发现肺结节，即使发现了肺结节也不要惊慌，因为只有 1% 才会发生病变。

对于小于 5 毫米的微小结节要随访观察，临床建议半年左右做一次 CT 检查。如果半年检查肺结节没有变化，就不必特别担心。另外，1 厘米以上的大结节，建议要及早治疗，每年做一次强化 CT。

以下情况应特注意：①结节不断增长；②结节边缘不规则，呈棉花状；③侵犯胸膜的结节。

二、肺结节的中医治疗

如手上有病理纹且颜色无变化，可以按摩手掌提前预防。顺时针按摩 20 下，再逆时针按摩 20 下（平补平泻）。

肺结节发生在人体的肺部，要去胸外科检查，不同原因引起的肺结节，治疗时使用的药物也不一样。首先要做一个全方位的检查。当出现咳嗽、咳痰且有喘促，同时伴有胸痛的症状就要及时治疗。

验方一:炙百部 10～20 克(根据肺结节大小选择用量)、红景天 10～20 克、生黄芪 8～12 克、石韦 8～10 克、生地黄 5～15 克、川贝母 6 克、制鳖甲 5 克、杜仲 8 克。

验方二:生黄芪 20 克、金银花 20 克、蒲公英 15 克、黄芩 15 克、金荞麦 15 克、浙贝母 10 克、瓜蒌皮 15 克、半夏 10 克、夏枯草 10 克、白芥子 10 克、丹参 15 克、赤芍 15 克、红花 10 克、桔梗 10 克、生甘草 5 克、生牡蛎 30 克,生牡蛎要先煎,30 分钟后再放入其他药物。

验方三:生黄芪 20 克、金银花 20 克、白花蛇舌草 30 克、瓜蒌 15 克、紫菀 10 克、桔梗 10 克、半夏 10 克、白芥子 10 克、胆南星 10 克、夏枯草 15 克、红花 10 克、生甘草 6 克、生牡蛎 30 克,生牡蛎要先煎。

3 个验方全部用水煎服,每日 1 剂,第 1 次煎 60 分钟,第二次煎 40 分钟,2 次煎的药液混合并搅拌均匀,分 2 次服用。

3 个验方对肺结节、肺大泡、肺纹理增多引起的咳嗽、胸痛、胸闷均有效。

第四节 颈动脉斑块

一、手诊颈动脉斑块

免疫线末端出现岛形纹、三角纹,并且在末端有一个突起,像硬茧一样,或者在免疫线末端有一个短的斜切线(图3.11),这种情况要警惕心脑血管疾病。中医手诊颈动脉斑块有以下几种方法。

(1)包绕大拇指最饱满位置的免疫线,每个人都不一样,有的人深,有的人浅。这条线代表的是人的抵抗力、免疫力和体力。如果4个手指的手指腹呈紫红色(图3.12),并且特别饱满,那么容易出现颈动脉斑块。

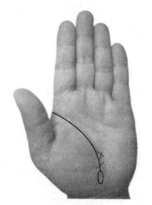 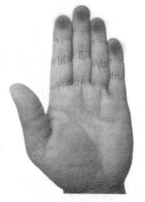

图 3.11　免疫线末端出现岛形纹、三角纹及短的斜切线　　图 3.12　4个手指腹呈紫红色(★)

(2)将4个手指弯曲,如果指节上出现青暗的血管,提示可能有颈动脉斑块。结合爱生气、爱着急,再加上酗酒和抽烟等不良习惯,同时伴有失眠,那么也很可能已经出现颈动脉斑块了。

二、颈动脉斑块的预防

颈动脉斑块十分危险,有可能导致心肌梗死,甚至危及生命。颈动脉斑块有两种类型,一种类型为稳定型,另一种类型为不稳定型。稳定型斑块安全性高,属于人体老化的一种表现;而不稳定型斑块,会随着身体状态出现波动,有可能会脱落,导致堵塞血管。影响不稳定型的斑块脱落的情况有:如果连续几天睡眠不好,恰巧又碰上了烦心的事情,使肝阳上亢、暴怒,或者酗酒、抽烟,就会引起脱落,脱落后的斑块会随着血液流动,如果在细小的血管处停留,就会发生阻塞。如果这些细小的血管位于心脏,就会造成心肌梗死;如果位于大脑,就会导致脑梗死。

即使没有出现梗死的现象,也会出现心绞痛、憋气、胸闷等表现。栓塞即使没有出现在心脏或大脑,也有可能到达身体其他部位,如果到达四肢,最常见的是腿部,会引起腿部的动脉栓塞。因此,不稳定型斑块对人体的影响巨大。我们应该通过以下 3 点尽量减少不稳定型斑块的发生。

1.调整饮食结构

应提倡饮食清淡、低脂,多吃蔬菜、水果,避免食用过多的动物性脂肪,尤其严禁暴饮暴食。

2.适当运动

中老年人检查出有高脂血症、斑块,医生会建议适当运动,但如果突然加大运动量,也会导致斑块脱落,造成心肌梗死或脑梗死。因此,不要突然加大运动量,而是要逐渐增加运动量,先从散步等活动开始,使身体有一个适应运动的过程。

3.限烟限酒

限烟限酒不等于完全不接触烟和酒,而是要限制量。有些人抽烟,突然戒了会产生不适,甚至出现一些疾病症状,所以可以慢慢从一盒减到半盒(逐渐减量)。

三、颈动脉斑块的治疗

中医认为,肝脏主疏泄,主津,肝开窍于目,与胆相表里,其华在爪。西医中关于肝胆系统功能的论述与中医是完全一致的。肝脏是人体的化工厂,西医指出,蛋白质、脂肪和糖的合成与分解,维生素激素的合成,凝血因子的合成与分解,包括一些血细胞转化为胆红素,都要经过肝脏完成。如果肝脏受损,就会导致机体出现血脂、血压异常、血液黏稠及颈动脉斑块。

动脉斑块受肝脏影响,而肝脏受情绪和毒素影响。中医认为,因为肝藏血,只有活血化瘀、补气生血,这样才能对人体尤其是心气推动、温煦和固摄,使人体功能达到平衡和协调,保证血液通畅,以减少斑块的形成,因此,从中医角度治疗动脉斑块就是要活血通脉。

验方一:黄芪、红花、川芎、地龙、丹参、桂枝和生山楂。这几味药组合成 1 个方剂,用水煎服,每日 1 剂。

此方是由中药的古方补阳还五汤改良而成,本身稳定,没有副作用,具有清肝、活血、化痰、化瘀、通脉的作用,对颈动脉斑块的治疗非常有效。

注意:服用药物的克数和剂量需要咨询医生,并通过诊脉来确定剂量。

　　验方二:生黄芪、当归、川芎、桃仁、红花、蝉蜕、水蛭、茯神、炒枣仁、黄连、葛根、地龙和远志。用水煎服,每日 1 剂。

　　此方有益肾活血的作用。对于肾虚,尤其是伴随着肾虚症状造成血瘀的颈动脉斑块及健忘的疗效特别好。

第五节　耳鸣

一、手诊耳鸣

如果只是偶尔出现一次耳鸣，可以不用管，但如果耳朵里经常有蝉鸣、过火车的声音，以及有耳朵发闷、发堵的感觉，甚至脑袋里也响，这就是一种病态了。

中医手诊耳鸣的方法如下。

(一)肾反射区

肾反射区(简称肾区)有两处，第一处是在大小鱼际之间、手腕线以上 1 厘米处。如果在这个位置画一个直径为 1 厘米的圆，区域内有杂纹、岛形纹、米字纹(图 3.13)、网格纹，并且有红白相间的点(图 3.14)，说明肾亏，容易出现耳鸣。第二处肾区为小指下的掌丘。如果此位置纹理杂乱(图 3.15)、性线下垂(图 3.16)、心线有岛形纹，说明耳鸣程度比较严重。

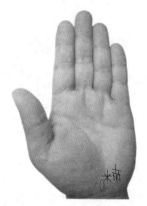

图 3.13　肾区内有杂纹、岛形
纹、米字纹

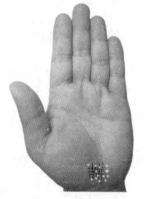

图 3.14　肾区有网格纹且有
红白相间的点(★)

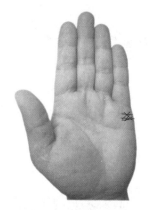

图 3.15　纹理杂乱

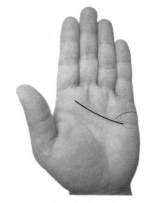

图 3.16　心线有岛形纹，
性线下垂

（二）肝反射区

肝反射区（简称肝区）在示指下，如果肝区呈紫红色（图 3.17），说明出现耳鸣与肝阳上亢有关。一只耳朵出现耳鸣，如果不及时治疗，另一只耳朵也会受牵连。这是因为听神经是相连的，所以当发现一只耳朵有耳鸣情况发生时，要及时治疗。中医说"久鸣久聋"，意思是说如果总是耳鸣，就容易导致耳聋。很多老年人出现听力障碍后，

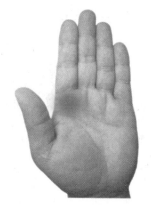

图 3.17　肝区呈紫红色
（★）

选择佩戴助听器，但也有很多人不想戴助听器，这样时间长了，就会慢慢丧失感知，最后可能出现痴呆和健忘，所以要重视耳鸣。

二、耳鸣的类型及形成原因

（一）神经性耳鸣、药物性耳鸣和混合性耳鸣

神经性耳鸣是指在无外界生源或刺激的情况下，主观上出现耳部或头部有异常声音的感觉，声音可为嗡嗡声、蝉鸣声、哨声等

不同种类。而有些人耳鸣是由于吃药引起的,为药物性耳鸣。在吃西药时,要看说明书,然后选择性用药。混合性耳鸣是受到长期噪声的影响,导致听力减退的耳鸣。

(二)生理性耳鸣和病理性耳鸣

生理性耳鸣是指由人体正常生理活动引起的耳鸣,如我们用手捂住耳朵,或是侧卧位用耳朵接触枕头时,能听见耳朵里嗡嗡响,但是撒手或翻身就没有声音了,这种叫生理性耳鸣。我们走进一间建造特殊的隔音室或者消音室内,几乎每个人尤其是50岁以上的人,耳朵内会感到有嗡嗡的响声,或者听到自己脉搏搏动的声音,这也属于生理性耳鸣。乘坐飞机的过程中,因大气压差也会出现耳鸣。病理性耳鸣,如病毒感染导致内耳供血不足、吃某种药物导致的耳鸣。有的人白天感觉不到耳鸣,但夜晚时明显感到有耳鸣。

(三)客观性耳鸣和主观性耳鸣

客观性耳鸣是不仅患者自身能听到耳鸣,周围其他人也能听到,或者能被仪器监测到的耳鸣。客观性耳鸣也称假性耳鸣、震动性耳鸣或者外在耳鸣。客观性耳鸣是由于肌肉的活动或血流的变化在体内产生的声音。客观性耳鸣又分血管性耳鸣和肌肉性耳鸣。主观性耳鸣是患者自己能感到耳朵内嗡嗡地响,外界无法监测到任何声源,任何人也不会感觉到。

临床当中以主观性耳鸣居多,很多患者反映自己出现耳鸣时,身边的人感知不到,更不能理解耳鸣的苦恼。

很多人都有过耳鸣的经历,有的人感觉像蝉鸣,有的人感觉像洪水声,也有的人感觉像打雷一样,大多睡不好觉。随着年龄的增长,听觉系统的老化,耳鸣的发病率和严重率会逐渐升高。

患有动脉血管硬化、颈椎病和颈椎骨质增生是出现耳鸣的重要原因。有些耳鸣常与颈椎病有关,过量的烟、酒、茶和咖啡也会对听神经造成损伤。药物如庆大霉素、链霉素和阿司匹林等也会导致耳鸣。

耳鸣也是一些疾病的症状,包括脑震荡、梅尼埃综合征等。当出现耳鸣时,要进行必要的检查,同时积极治疗,不要错过最佳治疗时间,否则形成慢性耳鸣就很难恢复了。

三、耳鸣的中医治疗

中医认为,肾开窍于耳,精力的损耗、过度的疲劳,都是造成耳鸣的重要原因。中年人工作负担过重,年轻人学习压力大,都要考虑补益肝肾。如果是其他疾病引起的耳鸣,首先要治疗导致出现耳鸣的疾病,如有动脉硬化,就要进行抗血管治疗;如有高脂血症,就要积极地降低血脂;如因高血压、颈椎病引起的耳鸣,则要标本兼治,降血压与颈椎病的治疗同时进行,这样才有助于解决耳鸣的问题。如果不是疾病引发的耳鸣,治疗的同时要从心理上习服(习服指的是对耳鸣的适应或习惯,学会与它并存)。

耳鸣在门诊中的新疗法称耳鸣习服疗法。该疗法的主要内容是耳鸣不完全掩蔽,用放松训练心理调适和转移注意力,如听一些轻柔的音乐等。

(一)耳鸣的食疗方

1.莲子粥

莲子肉 30 克煮烂,加粳米 100 克,煮粥食用。

此方具有益精气、强智力、充耳膜、健脾养胃的作用,并且对老年性耳鸣和耳聋的治疗效果特别好。

2.菊花粳米粥

菊花(白菊花)50 克、粳米 100 克。先将菊花煎汤,再将菊花汤和粳米放在一起煮成粥。

此方对于眩晕型耳鸣、风热头痛、肝火目赤都有良好的治疗效果。

3.天麻菊花汤

天麻 10 克、菊花 10 克、鲜芦根 30 克(如果没有鲜芦根,可以用干芦根 15 克)、冬瓜皮 30 克,加水煎汤。

每日服用 1~2 次。有清肝明目之效,对于肝阳上亢的耳鸣、耳聋有治疗效果。

(二)耳鸣的中药验方

当归 5 克、川芎 5 克、赤芍 5 克、生地 10 克、石菖蒲 15 克、炒枣仁 15 克、白芷 15 克、枳壳 15 克、青皮 15 克、荆芥 15 克、薄荷 10 克、藁本 15 克、甘草 5 克。

此方专门针对各种耳鸣,用水煎服,餐后服用。

第六节　乳腺增生

一、手诊乳腺增生

通过手掌分区早期可发现乳腺疾病。

(一)乳腺反射区

手的无名指和小指下方 0.5 厘米的位置是乳腺反射区。如果这两个位置凹陷,并且呈暗青色(图3.18),提示乳腺出现结节和增生,需要检查乳腺。小指下的掌丘为八卦对应的坤位,坤位平坦呈暗青色,是女性内分泌失调的一种表现。

(二)肝反射区

肝反射区在示指下,如果示指下方颜色发青或发红,或是在示指下肝区的外侧有青血管(图 3.19),为肝郁气滞,尤其是女性,会影响乳腺的健康,非常容易出现乳腺增生的现象。

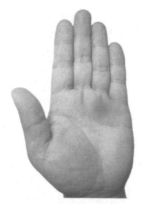 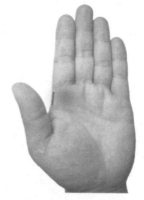

图 3.18　乳腺反射区
呈暗青色(★)

图 3.19　示指下肝区
的外侧有青血管(★)

(三)泌尿生殖反射区

泌尿生殖反射区(简称泌尿生殖区)为手腕线上面1厘米的位置,画一个圈,如果此位置有岛形纹、三角纹或米字纹(图3.20),提示女性容易患内分泌失调、乳腺增生、卵巢囊肿、子宫肌瘤等疾病。出现乳腺增生是比较轻的症状,如果卵巢出现囊肿或子宫肌瘤等,却没有加以重视,任其发展,有可能出现癌变,因此不能掉以轻心。

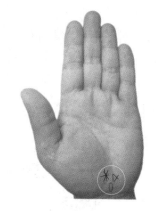

图 3.20 泌尿生殖区有岛形纹、三角纹、米字纹

从掌纹中可分辨出是否有癌变:①乳腺反射区如果有岛形纹和米字纹(图3.21),并且出现了变色,即岛形纹颜色呈黑色或者褐色;②免疫线末端有岛形纹(图3.22);③泌尿生殖区有变色的岛形纹或米字纹(图3.23)。

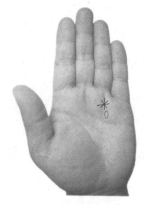

图 3.21 乳腺区有岛形纹和米字纹

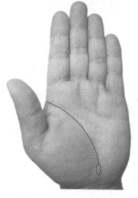

图 3.22 免疫线末端有岛形纹

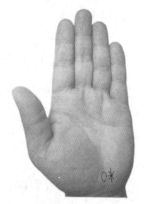

图 3.23 泌尿生殖区有变色的岛形纹或米字纹

二、乳腺增生的中医治疗

乳腺增生属于中医乳癖的范畴,以乳房内肿块和乳房疼痛为主要临床表现。很多人在月经前后会出现乳房胀痛,这种情况就属于乳腺增生,要疏肝、健脾、补肾、通络,并保持心情舒畅。

(一)乳腺增生的治疗药方

1.消核汤

药方组成:炒僵蚕 10 克、当归 6 克、赤芍 6 克、香附 6 克、橘核 9 克、陈皮 6 克、甘草 3 克。

功效为疏肝解郁。主要治疗乳腺的小叶增生和乳腺癌。一般乳腺增生服用 5～10 天即可获得明显的疗效,并且硬块会消失。如果吃了一个疗程乳房硬块没有完全消失,可以隔几天再吃一个疗程,每天吃 1 剂,分 2 次,饭后服用。

2.乳块消汤

药方组成:丹参 10 克、橘叶 10 克、菊苣 20 克、王不留行 6 克、川楝子 6 克、土鳖虫 5 克。煎 30～40 分钟。

功效为疏肝理气、活血化瘀,针对各种乳腺增生都有效果。每日 1 剂,分 2 次服,每次 100 毫升。

3.乳癖汤

药方组成:淫羊藿 9 克、肉苁蓉 9 克、玄参 9 克、橘核 9 克、郁金 10 克、当归 10 克。煎 30 分钟左右。

功效为疏肝和胃、壮阳软坚,具有补肾阳的作用,对各种乳腺小叶增生有效。每日 1 剂,分 2 次,饭后服用。

(二)乳腺增生的中药验方

药方组成:蒲公英 15 克、金银花 15 克、夏枯草 15 克、土贝母 9 克。

用水煎服,每天早晚各 1 次,每次 150 毫升。

女性朋友,尤其是年轻女性,一定要注意情绪上的调节,警惕乳腺增生转化为乳腺癌。在这个过程中,心理因素占据重要位置,因此在调理身体的同时,还要进行心理疏导及情绪宣泄。缺乏对乳腺增生疾病的正确认识,忽视心理因素的影响,不良的心理因素,如过度紧张、忧虑悲伤等均会导致内分泌失调,从而加重乳腺增生。

为了预防乳腺癌,要少吃油炸食品、动物脂肪和过多进补的食品,要多吃蔬菜水果和粗粮,尤其是黑豆,还可以多吃核桃、黑芝麻、黑木耳、蘑菇。甜食要少吃,还要多运动,防止肥胖,提高免疫力。

当然还要禁止滥用药物和含激素的用品。避免做人流,产妇要尽量母乳喂养,这样会缓解乳腺增生和因增生而出现恶变的情况。

第七节 肝肾不足

一、手诊肝肾不足

肝肾不足会引发眼睛方面的疾病,患者所看到的事物是变形的,甚至是倒置的、歪斜的。肝肾不足可以通过手诊进行诊断。

(一)肾反射区

肾反射区(简称肾区)在手腕线上面、大小鱼际之间,距离手腕线大概 2 厘米。如果肾反射区有许多杂乱纹理(图 3.24),如免疫线在这个位置分叉太多,或者这个位置出现了好多网格纹(图 3.25)或三角纹(图 3.26),还有一种像扫帚一样的纹理(图 3.27),都提示肝肾不足。

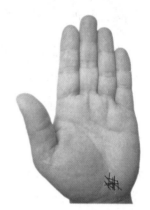

图 3.24 肾区纹理杂乱

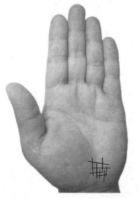

图 3.25 肾区有网格纹

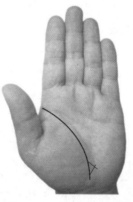

图 3.26 免疫线末端有三角纹

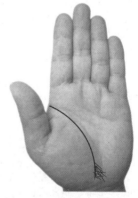

图 3.27 免疫线有像扫帚一样的纹理

(二)肝反射区

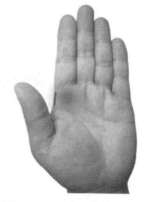

肾属水,肝属木,有水的滋润,木才会生长。而肝开窍在眼睛,肝功能的正常直接影响视力的好坏。所以治疗眼疾,首先要看肾区的情况,其次要看肝反射区(简称肝区)的情况。在手掌中,肝区是在示指下方的掌丘。首先看肝区的颜色,尤其是示指外侧,如有青血管(图 3.28),中医认

图 3.28 肝区有青血管(★)

为这是肝郁,吵架、思虑过重都会造成肝郁。如果肝区向下凹陷,提示肝血不足;如果肝区颜色发白、不红润,也提示肝血不足;如果肝区特别饱满,同时还有很多红色斑点,则提示肝阳上亢。

肝区出现异常可通过按摩来缓解。首先按摩肝、肾反射区:①按摩肝区,用泻法,逆时针按揉 20 次;②按摩肾区,用补法,顺时针按揉 60 次。如果肝区凹陷、苍白,可用平补平泻法,顺时针 20次,逆时针 20 次,先逆再顺。

(三)颈项反射区

颈项反射区(简称颈项区)位于中指根与手掌交界处。如果这个位置颜色发黄,或者有凹陷,或者有凌乱的杂纹或青血管(图3.29),提示有肝肾供血不足、视力下降等问题。

(四)心线

如果在心线无名指下的位置出现了岛形纹(图 3.30),一定要注意眼睛疾病的发生。同时建议到眼科医院先做检查,再行针对性治疗,建议中西医结合治疗。

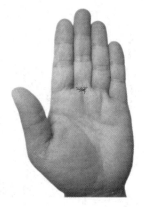

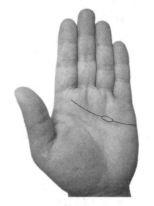

图 3.29　颈项区颜色发黄，有杂乱纹理(★)

图 3.30　心线无名指下有岛形纹

二、治疗肝肾不足的中医验方

(一)固精明目丸

药方组成:生黄芪 100 克、熟地 50 克、高丽参 15 克、白术 30 克、远志 15 克、白蒺藜(炒制)40 克、柏子仁 3 克、知母肉 20 克、覆盆子 50 克、菟丝子 50 克、炒枣仁 15 克、磁石 15 克、车前子 15 克、甘草 10 克。

将所有的药材研为细末,做成水丸。

此方主要治疗视正反斜证。视正反斜证,即某物明明是正放的,可是在患者眼里看到的却是歪的、斜的。临床眼科诊断为中心性视网膜脉络膜炎,发病的双眼既不疼也不红,外观没有任何异常,只是视物歪斜。

(二)明睛地黄丸

药方组成:生地黄、熟地黄各 100 克,牛膝 20 克,石斛 20 克,枳壳 20 克,防风 20 克,杏仁 10 克。

研为细末,炼蜜为丸,9 克做成 1 丸。

专门治疗肝虚目暗,以及因肝血不足导致的眼睛看东西发暗、多泪,眼睛能看到黑花或者飞蚊等症状。

第八节　小儿遗尿症

小儿遗尿症是指3岁以上的小孩不能自主地控制排尿,经常在睡眠中小便,醒后才知道尿床的一种病症。

小儿遗尿症不是真正的病,属于功能性问题,出现这些问题的小朋友,年龄小的四五岁,大的已经上小学一二年级了。尿床这两个字尽量不要在孩子前面重复,因为从心理学的角度讲,要想解决孩子的遗尿问题,首先要从心理行为方面进行淡化、转移,而不是反复强调、暗示,让孩子的意识中总是存在遗尿的问题。

一、手诊小儿遗尿

①手掌掌根位置(泌尿生殖区)有米字纹、三角纹(图3.31);
②手掌掌根位置(泌尿生殖区)纹理杂乱、主线模糊(图3.32);
③手掌掌根位置(泌尿生殖区)青白点相间(图3.33);④小手指短。

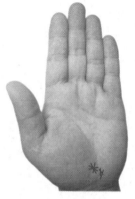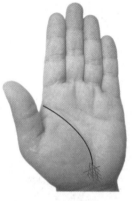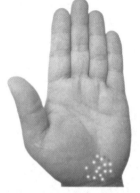

图3.31　掌根位置有米字纹、三角纹　　图3.32　掌根位置纹理杂乱　　图3.33　掌根位置青白点相间(★)

二、小儿遗尿症的中医治疗

中医药治疗在小儿遗尿症方面疗效显著。中医认为,小儿尿床是由于肾气不足、脾肺气虚、下元虚寒、肝经湿热导致的三焦气化失常,膀胱失去控制能力导致的。

艾灸治疗对小儿遗尿症是有效的,其他温热的方法也是有效的。艾灸肾俞穴,或者每天给孩子顺时针按摩,对遗尿非常有效。

首先,按摩手掌中的肾区,顺时针揉 60 次;其次,按摩手心的脾胃区,顺时针揉 30 次;再次,按摩第二肾区,顺时针揉 60 次。在揉的时候要用轻柔的手法,不能有疼痛感,这样比较容易被小朋友接受,有利于坚持治疗。

(一)小儿遗尿症的食疗方

食疗方:生龙骨 30 克、桑螵蛸 10 克、益智仁 15 克、炙麻黄 5 克。先将生龙骨加适量水,温火煎 30 分钟,再加上其他 3 味药。用此药的药汁煮 2 个荷包蛋。

用法:小朋友年龄较小(5 岁以下),可分为早晚 2 次服用,每天吃 1~2 个这样的荷包蛋,年龄大的可以一次吃 2 个荷包蛋,适量服用药汁,10 天为 1 个疗程,可连服 2 个疗程。

多数在 1 个疗程就能收到比较好的疗效。如果病程长可服用 1~2 个疗程。个别患者服用 2 个疗程疗效不佳的,应该停服,换方治疗。

(二)小儿遗尿的药方

药方一:生黄芪 15 克、覆盆子 15 克、党参 20 克、炒白术 10 克、金樱子 10 克、益智仁 10 克、桑螵蛸 10 克。

用水煎服,泡 30 分钟后再煎 30 分钟,连煎 2 次,混在一起,1 天分 2 次喝。一般 30～50 毫升即可,最多不超过 80 毫升。

药方二:乌药 10 克、益智仁 10 克、山药粉 10 克,将这 3 味药研粉,每天服用 10 克。如果年龄稍大些的可以服 20 克。10 克为最小剂量,研粉的话,可用乌药 100 克、益智仁 100 克、山药粉 100 克。

分 10 天,每天 2 次。

药方三:适量白果、益智仁 6 克、鸡蛋 1 个。将白果和益智仁研成细面,把鸡蛋打开一个小孔,将药粉放入鸡蛋内,煮熟。

每日 2 次,每次 1 个鸡蛋。如果不严重,1 周内会痊愈。

药方四:针对各种类型的遗尿都有效。炙麻黄 4 克,先煎 15 分钟,桂枝 10 克、生甘草 10 克、炒白术 10 克、竹叶 10 克、茯苓 10 克、山萸肉 20 克、五味子 10 克、覆盆子 10 克、金樱子 10 克、益智仁 10 克。

水煎 30 分钟,每日 1 剂,分 2 次服用。3 周为 1 个疗程。

中医认为,小儿遗尿与元气不足,肺、脾、肾的功能失调有关,所以建议尽量从中医的角度治疗。在药方四中,麻黄节制水之上源;桂枝温煦,配白术;而茯苓和甘草为五灵散,可促进膀胱气化;竹叶清心开窍,配合山萸肉;覆盆子、五味子、金樱子,补肾固尿;益智仁温肾且有固涩的作用。所以此方对于各种类型的小儿遗尿症均有特别好的效果。

特别提醒

孩子尿床家长肯定生气和着急,但一定不能打骂孩子,应该帮助孩子解决问题。

第九节 肾亏

通过手诊能发现肾脏功能下降,也就是我们常说的肾亏。

一、手诊肾亏

(一)手的颜色

伸出双手,找到肾反射区,如果肾区黄中泛着粉红,没有特别突出的颜色变化,这样的颜色是正常的。

(二)手的温度

手的温度过凉或者过热都是不健康的。有的人觉得热比凉好。其实不然,特别热也不好,如常见的五心烦热,就属于一种病态。有的人在夏季手也是冰凉的,这是不正常的。

(三)掌纹的深浅

掌纹深且清晰提示身体健康,如果掌纹模糊、浅淡则提示身体处于亚健康状态或者免疫力低下。

在手腕线的上面,大、小鱼际之间,画一个椭圆形,即是肾的反射区。如果发现肾区的颜色和周围其他地方的颜色不一样,需要关注肾脏方面的问题。肾区的颜色发暗,或者发青、发红、发白,都提示肾脏功能下降。发红属于阴虚,发白属于阳虚,手热属于阴虚,手凉属于阳虚。有的人掌纹颜色正常,但是纹理特别乱,免疫线末端出现好多分叉(图3.34),或者在肾区出现了米字纹、岛形纹或三角纹(图3.35)等,导致肾区纹理杂乱,说明此人的肾脏功能正在下降,但还不是肾炎或肾病。这时为早期肾功能下降,通过调理身体是可以恢复的。

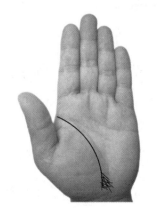

图 3.34　免疫线末端分叉多

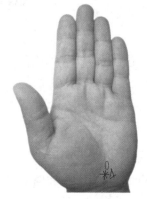

图 3.35　肾区出现米字纹、
岛形纹或三角纹

　　肾的第二个反射区在小指下、心线上的掌丘位置，这个位置如果塌陷或者纹理杂乱（图 3.36）、颜色暗，也提示肾脏功能下降。

　　有的人肾的第二个反射区颜色正常，也很饱满，却发现此位置有几条线向下弯垂，而向下弯垂的是性线（图 3.37），位于小指外侧、心线起点之上，如果性线向手心方向弯垂，提示肾脏功能和性功能都下降了。

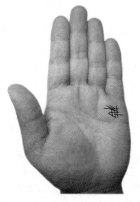

图 3.36　心线上的掌丘位置
塌陷或纹理杂乱

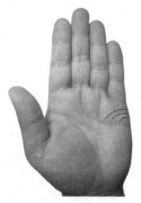

图 3.37　性线向下弯垂

如果手出现了特别的颜色，如特别红，或特别黄，或呈暗青、黯黑色，务必去医院做体检，包括验血、验尿及检查肾脏功能。要提前给予关注，必要时进行干预治疗。

二、肾亏的症状

肾脏是人体最重要的排泄器官，相当于人体的过滤器，它负责过滤尿液和清洁血液，所以肾脏对人体十分重要，为解毒、排毒的器官，人体有很多毒素都是通过肾脏代谢出去的。

生活中有很多行为会伤及肾脏。有的孩子才十几岁，中医诊断即为肾亏。肾亏不是结婚后精气消耗才有的症状，熬夜劳累、抽烟、喝酒等都会导致肾亏。睡眠不规律，如晚上不睡觉、白天补觉，夜晚消耗的肾气不是白天睡觉就能补回来的，所以要注意保持规律的生活作息。

肾亏有以下症状。

(一)夜尿次数频繁

因饮水多、服用降压药及前列腺增生引起夜尿多均不算肾亏。如果将这些因素都排除，睡前每晚至少要排尿 3 次以上，就要警惕肾功能异常。但是有一部分人一整晚都没有尿，甚至白天尿也少了，这种情况更要警惕，因为肾功能刚开始下降时表现为尿频，当病情严重时，则出现尿不出的现象，甚至导致水肿。

(二)尿液出现异常

尿液出现异常的第一个表现就是尿液里有泡沫，这说明尿液中的蛋白质含量增多了，提示肾脏功能下降了。另外一个表现就是尿液中有很多白色絮状物或者白色沉淀物，尿液混浊，这也提示肾脏的过滤功能下降,即肾脏功能出现异常。如果尿液是红色的,可能有肾结石、尿路结石或者其他肾脏疾病。

(三)尿液有特别气味

肾小球肾炎、肾病综合征,甚至肾衰竭的前期、尿毒症的前期,都会出现尿液颜色特别黄或者呈茶色,同时伴有很大异味,这些都是肾功能改变的信号。

(四)入睡困难

很多肾病患者前期会出现失眠的症状,这属于肾病引起的失眠,要与普通的失眠进行区分,不要误诊。另外,肾性贫血、皮肤瘙痒、焦虑等症状都有可能与肾脏功能改变有关。所以提醒大家,失眠不要只靠吃药来解决,而是要去医院做检查,包括验尿及做肾脏 B 超。

(五)手脚冰凉

如果手脚冰凉,尤其在夏季,更要注意调理肾脏。

三、养护肾脏的食物

(一)甘蓝(卷心菜)

甘蓝中含有大量维生素 E、胡萝卜素,能清除身体里有害的自由基,缓解肾脏负担。

(二)香菜水

香菜有特殊香气,有利于肾脏的排泄功能,尤其是香菜煮水,可以清理肾脏。

(三)西蓝花水

西蓝花是一种很好的保护肾脏和减少肾脏负担的蔬菜,煮后的西蓝花水加上一点儿胡椒和盐,对肾脏特别好。

(四)龙须玉竹水

龙须就是玉米须,玉竹是一种中药,加上玫瑰花和蒲公英,这4种植物搭配起来,可以加强肾脏的利尿功能,改善肾脏功能,有消退水肿的作用。尤其是玉竹属于养阴生津的药,可补五劳、去七伤、补虚损,对于腰腿疼痛也非常有效。

(五)蒲公英红茶水

蒲公英和红茶对于肾脏,尤其是对男性的前列腺炎和尿道炎、女性的膀胱炎和尿路感染有非常好的效果。蒲公英清热解毒,具有利尿作用。

(六)桑葚水

中医认为黑色入肾经,而熟透的桑葚呈黑色或者紫黑色,是养肾的食物,也是中药。每天用10克桑葚泡水喝,对肾脏特别好。

此外,每天睡觉前按摩脚心和小腿内侧30～50次,对补肾有特别好的作用,可预防早衰。

针对尿频的药方:金樱子10克、覆盆子10克、补骨脂10克、韭菜子10克、菟丝子10克、石菖蒲15克。这几味药熬水喝,每天2杯,对尿频非常有效。

第十节　心慌气短

出现心慌气短的现象是因为心脏已经出现了器质性病变,但做心脏检查却没有明确的病变,只提示功能下降了,但依旧会出现心慌气短的现象,这就难免会担心是不是被误诊了,或是做检查时没在发病期。

其实生活当中有很多人都出现过心慌气短的现象,但其中很多人不是真正患有心脏病,而是属于神经性的,与情绪、寒凉、饮食与睡眠不好等有关系。心慌气短可以通过手诊来诊断。

一、手诊心慌气短

(1)如果手掌整体呈青白色(图3.38),尤其是掌心和大鱼际处颜色发青或发白,属于心脾两虚,这时容易心慌气短,睡眠也不好。

(2)大鱼际上 1/3 的位置凹陷并有许多青白色的点(图 3.38),或是上 1/3 位置大拇指根下有一条横向免疫线的横折,说明有心肌缺血及低血压的问题。

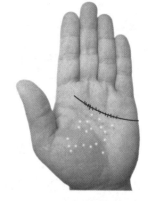

图 3.38　心线有小凹坑并有青白色的点(★)

(3)心线上有很多分叉(图3.39)或者有好多小凹坑(图3.40),提示有心慌气短的症状。

如果以上 3 条标准同时存在,建议到医院做心脏彩超。如果只有诊断标准中的 1 条,那么提示心脏可能只是功能性下降,还不是真正的器质性病变。中医讲心主神明，心脏和人的精神、思维与睡眠都有关系。出现心慌气短症状，通过补充睡眠、休息调养很快就能恢复。

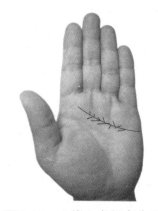

图 3.39　心线上有很多分叉

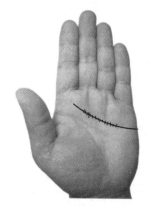

图 3.40　心线上有好多小凹坑（★）

二、中医治疗心慌气短

心慌是患者的一种主观感受，是心跳不舒服的感觉。心脏跳动失去了正常的节奏和节律，比如心动过速、心律失常等。另外，情绪波动也可引发心慌。

从中医角度来说，心慌和心悸不是一回事。如果是心悸，会表现出胆小、害怕，如突然有响动，心脏会抖或颤一下；或者遇到不相干的意外时害怕，如邻居家有人病了，这种情况也会害怕。

气短就是总喘粗气，唉声叹气。总感觉到累，没干活就累，不安，头晕目眩，舌淡苔薄，舌质色淡，脉细数。没有食欲，失眠多梦，心烦少寐，腰腿酸软，耳鸣，也有的人能听到海浪的声音。有一种气短是胸闷气短，表现为形寒肢冷、手脚怕凉、下肢水肿，舌淡，这种情况的病因为肾亏。心慌气短同时伴有轻微的胸痛、胸闷、咳痰,舌质呈暗紫色,也可伴有期前收缩、心脏骤停的现象,这种情况的病因为心脉瘀阻。

最严重的心慌气短是气急。气急的特征为呼吸急促、上气不接下气,多数因为缺氧、情绪紧张等而引起。心脏检查没有器质上的病变。

还有就是气上冲心,总感觉有股气从小腹往上冲,冲到胃脘部、胸部和咽喉部,出现这种情况必须要引起重视。

稍微有点儿心慌气短一般没有大问题,但如果有心律失常,甚至出现心房颤动就要特别警惕,这种情况比较容易出现意外。首先,心律失常的人应注意情绪稳定;其次,要戒烟、戒酒,因为抽烟和喝酒会使心脏的神经系统出现异常,对心律失常影响特别大。

心慌气短同时伴有消瘦和腹泻,甚至出现甲状腺功能亢进,务必去医院检查甲状腺功能。

心脏神经官能症患者也会经常出现心慌气短的症状,家属要注意呵护他们,因为他们最怕受到精神方面的刺激,而精神刺激对心悸的影响特别大。

(一)治疗心慌气短的食疗方

食疗方一:茯苓煎饼。茯苓研成细粉,小米或者大米都可以,研成粉末状,白糖 10 克,加水适量,调成糊状,微火做成饼。每天早晚各吃 1 张,1 张大概 20～30 克。

食疗方二:桑葚 15 克、丹参 5 克,泡水喝,代茶饮。

食疗方三:龙眼肉 10 克、炒枣仁 10 克、芡实 12 克、山萸肉 10 克、少许白糖。将枣仁、芡实洗净,将龙眼肉和山萸肉共同放入砂锅,加适量水。放在武火上烧沸后改文火,煎 20 分钟,然后过滤去除药渣,放入白糖搅匀,装入茶壶里,每天当茶饮。建议将龙眼肉吃掉,坚持服用对心慌气短、失眠多梦的人非常有效。

(二)治疗心慌气短的药方

药方一:莲子肉 10 克、龙眼肉 15 克、百合 12 克、生黄芪 15 克、五味子 9 克。

用水煎服,煎 30 分钟左右,每日 1 剂,分成 2 次喝。

对于心气不足的心慌气短、精神不安非常有效。

药方二:人参 6 克,五味子、麦冬各 9 克。

用文火慢煎,反复煎 3 遍,将药液混合,当茶饮,煮过的人参吃掉。

本药气阴双补,对于气阴两虚导致的心慌气短有效。对乏力、心慌气短效果比较好。此方不适用于高血压患者。

第十一节 脑梗死先兆

一、手诊脑梗死先兆

患者男性,60岁。中指的第三节(对应的是头和脑的供血位置)出现了青紫色或发青,并有青白点(图 3.41)。在靠近手掌位置的两侧,即中指根两侧,有青色的血管,关节中间位置有红白色的斑点,同时拇指根下的大鱼际呈青紫色,小鱼际呈红色(图 3.42),经磁共振诊断为脑梗死。

可以通过上述特征诊断脑梗死,做到早发现、早预防。

免疫线末端如果出现了岛形纹(图 3.43)、三角纹或者一条小小的斜切线,那么就容易患心肌梗死、脑梗死等疾病。

如果手掌上看不清岛形纹,或需要把手掌放到眼前来看,这样

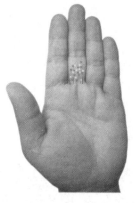
图 3.41 中指第三节呈青紫色或发青,并有青白点(★)

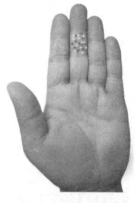
图 3.42 关节中间有红白色的斑点,同时拇指根下的大鱼际呈青紫色,小鱼际呈红色(★)

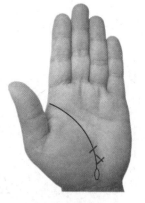
图 3.43 遗传纹

的纹理不属于岛形纹。如果过浅或者几乎看不到的岛形纹,那么危害是很低的。

岛形纹的纹理越浅,危险系数越低,反之纹理越深,危险系数越高。如果年龄在 20～30 岁,发现免疫线末端有岛形纹、三角纹或者斜切线,提示不爱运动,脾气大,固执,饮食不规律,可能直系亲属中有心脑血管疾病患者。但只是提醒大家,要重视,有规律的生活作息,健康饮食,加强运动,定期体检。

当生活态度、心理状态发生变化后,掌纹也会随之发生变化。掌纹的变化体现在纹理的深浅、多少、分支线的变化等。最先变化的是纹理的深浅,心态好、生活积极向上的人的病理纹会变浅、变少;如果天天处在压抑的生活状态,甚至抑郁、害怕,则掌纹的纹理就会变深,尤其病理纹会越来越清晰。当掌纹中出现了病理纹,说明身体已经出现了病理的表现,我们要通过改变饮食和生活习惯,并调整心态,淡化病理对个人的干扰。

40 岁以上的人指腹如果呈紫红色,需要去医院检查身体,包括验血和心脑血管方面的检查。

除此之外,要保证充足的睡眠,同时监测血压,不要让血压出现忽高忽低的现象,尤其要警惕血压突然升高,这种血压的变化对脑血栓的形成影响是最大的。

如果喝一口酒或者喝一瓶啤酒就会有醉意,这种情况要特别警惕,容易出现脑血栓。如果嗜睡(几分钟不说话就能睡着或者总是想睡觉),要警惕脑血栓的形成。

二、中医治疗脑梗死先兆

药方：小卒中汤。葛根 15 克、丹参 12 克、决明子 15 克、石决明 12 克、血竭 5 克、赤芍 12 克、钩藤 10 克、川芎 10 克。

用凉水浸泡 1 小时，煎煮 2 次，每次煎煮 30 ～ 40 分钟，煎煮后的药汤混合。将 2 次煎煮好的药液混合后，再用大火浓缩，浓缩到 150 ～ 200 毫升，每天 1 剂，分 2 次服用。

腔隙性脑梗死是最轻微的脑梗死，此方不是对所有脑梗死患者都有效，如果伴有气短、胸闷、手麻、脚麻的现象，需要专病专方。此方有清肝热、化瘀血、通经络、补气血的作用，如果有出血现象，是不可以服用的；有胃炎、胃溃疡的患者，也不建议服用。

第十二节　流行性感冒

一、手诊流行性感冒

流行性感冒（简称流感）最重要的是预防，如果通过观察掌纹发现自己气血不足应该提前预防流感。易感流感者可通过手诊而诊断出来。

（一）手掌薄

手掌的厚度较薄的人，容易患感冒和流感。

（二）手掌颜色变化

手掌心、手指关节的颜色呈青色或白色（图 3.44），尤其是大鱼际的弹性弱，这类掌纹为气血不足、脾虚，提示身体较弱，容易患流感。

（三）掌纹浅

小儿，尤其婴幼儿，如果掌纹特别浅（图 3.45），家长要多关注孩子身体，这时容易被流感病毒感染。

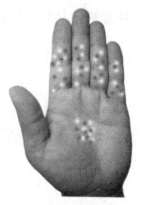

图 3.44　手掌心和手指关节颜色呈青色或白色（★）

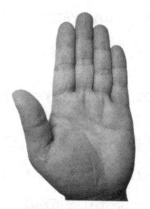

图 3.45　掌纹浅

二、流行性感冒的按摩疗法

(一)按摩脾胃反射区

按摩脾胃反射区（简称脾胃区）（图 3.46）可健脾养胃，增加脾胃对营养的吸收。找脾胃区的位置有一个简便的方法：攥拳，中指落在手心的位置就是脾胃区。找到脾胃区后顺时针按摩 30 次。

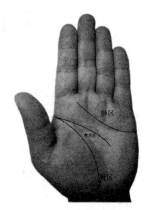

图 3.46　手疗按摩图

(二)按摩肾反射区

肾反射区的位置在手腕线上面正中间，离手腕线 1～1.5 厘米。肾反射区（图 3.46）花白点和杂乱纹理越多，提示这个人的免疫力越弱。每天顺时针按摩肾区 60 次，会增加肾气，提高免疫力。

(三)按摩肺反射区

肺反射区（简称肺区）（图 3.46）在无名指的下方、心线的上方，无名指下方的掌丘是肺区，每天顺时针揉 20 次，可改善肺的功能。

有人为了早日康复，时刻都在按摩。这是不对的，正常情况下，每天按摩 3 次就可以，每只手每次 5～10 分钟。切记，无论按摩还是吃药，都不要过度。

三、中医治疗流行性感冒

以下药方可以试一试，但并不是对所有患者都有效，可能有的人效果差，但有的人效果特别好。

(一)退热止咳抗病毒

药方组成:黄芩 10 克、麦冬 20 克、金银花 15 克、连翘 20 克、柴胡 10 克、生甘草 10 克、生石膏 15 克。

建议喝 3 剂,每天 1 剂,水煎,煎完后分 3 次服下。此方来源于小柴胡汤。感冒后可以试一试,可退热止咳,对于咽喉肿痛和发热都有效。一般情况下,3 服就可以退热了。如果喝完 3 剂还不退热,建议到医院就诊。

(二)杀病毒

药方组成:大青叶 20 克、紫苏叶 15 克、薄荷 10 克。

煎煮时间不宜过长,开锅后 15 分钟即可。煎煮散发出来的药味可以杀灭屋里的病毒。药汤可以每天喝 1 杯,预防流感。

西医预防可以打流感疫苗,中医还可以佩戴中药小香囊。

小香囊药方组成:白芷 10 克、荆芥 10 克、薄荷 10 克、藿香 10 克、苏叶 10 克、辛夷花 10 克、生苍术 3 克、冰片 3 克、贯众 20 克、板蓝根 20 克、金银花 20 克。

把药研成粉末状,每 20 克装在香囊里,放在枕头边或者带在身上,10 天换 1 次。运用中药的气味预防病毒,对甲型、乙型流感病毒都有作用。

预防流感,尽量少去人多的地方,出门尽量戴口罩,做好个人卫生,注意保证充足的睡眠。

如果家里有疑似流感的人,最好隔离,让他在家休息,餐具、洗漱用品尽量分开使用。

四、普通感冒和流感的区别

流感是由甲、乙、丙三种流感病毒分别引起的急性上呼吸道感染性疾病。甲型流感在临床医学中叫 A 型,它是由流感病毒引起的,发作范围较大。乙型病毒通常局部暴发。丙型病毒以播散的形式发生,一般不引起流行。

普通感冒是上呼吸道感染中最常见的一种类型,往往以鼻、咽部的症状最为突出,如流鼻涕、咳嗽、咽喉肿痛、可发热或不发热。引起普通感冒的病毒达 100 多种,并且病程有一定的局限性,一般 5～7 天。

一般情况感冒后即使不吃药,多喝水、休息 5～7 天也可以康复。当然这只是针对身体素质好和抵抗力强的人,并且必须是普通感冒。而流感属于全身症状,并且持续高热、畏寒、头痛、肌肉酸痛,并出现明显的疲乏,而鼻、咽部的症状则相对较轻。

普通感冒中孩子的表现为:发热,体温在 38℃ 左右,有鼻塞、流涕、打喷嚏、干咳等症状。而成年人表现为:发热、头痛、咽喉肿痛、全身不适、流涕、鼻塞,轻者持续 3 天左右,重者 5～7 天以后症状慢慢消退,直到痊愈。

流感起病特别急。一开始就是发热,体温高达 39℃ 以上,甚至有人达到 40℃,怕冷、全身不适、头昏、头痛、四肢酸痛、吃不下饭、消瘦,病程往往反复持续两周左右。

普通感冒的并发症一般是慢性鼻炎、感冒后流浓涕,时间长的话会引发中耳炎。有很多人感冒后还伴随着咳嗽、咳痰,这属于感冒并发气管炎,要高度重视,婴幼儿可能还会引起肺炎。

流感的并发症主要就是肺炎。咳嗽剧烈、痰多、气急、气喘,有的孩子出现明显的哮鸣音,而平时并没有哮喘的症状。要特别注意甄别流感和普通感冒的区别。

如果感冒以后出现剧烈咳嗽、痰多、气急、气喘的现象，一定要立即就医。流感还会引起病毒性心肌炎。有的人不光有感冒的症状，还伴随着气喘；还有的人出现心动过速，所以要配合心电图检查；有的人合并神经症状，往往以小朋友为多见，所以家长要特别注意。在退热后的几天如出现恶心、呕吐，甚至是抽搐的现象，建议立即到医院就诊。

第十三节　肿瘤先兆

癌症越早发现治愈率越高,生存时间也越长。但有时候癌症不是通过一个普通检查就能查出来的,可能会需要做很多复杂的检查,很多人想不到或是很难去做相关的检查。我们可以通过手诊来诊断肿瘤先兆。

【案例1】患者女性,28岁,之前看过有关掌纹方面的书,发现泌尿生殖区的侧面、免疫线末端有小的岛形纹,此处的岛形纹提示有肿瘤。因此,自己的心理压力特别大,总是担心自己患上恶性疾病。

虽然岛形纹在掌纹医学里属于肿瘤纹,但是一定要记住,必须是变色的掌纹,也就是说掌纹必须在颜色上有变化才能确诊。如果岛形纹特别浅,没有任何颜色上的变化,且颜色一直是红黄隐隐,就不用特别担心。

不是说有岛形纹就一定会患肿瘤,岛形纹也是心脑血管方面疾病的预警,也提示有腰椎方面的外伤。因此,大家千万不要误解,更不要随便往自己身上硬套。

【案例2】患者男性,"60后"。自己感觉最近压力太大,免疫力下降,腰有点不舒服。曾做B超检查,显示肾上长了几个囊肿和结节,担心是肿瘤,大夫建议继续观察。但自己很担心。他手掌的颜色红黄隐隐(黄中带红),这种情况为正常掌纹。如果整个手掌颜色发暗,呈灰褐色,或是特别青白、没有血色,提示免疫力下降、气血不足,这种情况我们要考虑做全身检查。

【案例 3】患者女性,有失眠、左下腹疼症状,尤其是晚上疼,白天不疼。到医院做了各种检查,但未查出具体疾病,疼痛的位置内部没有重要脏器。分析掌纹后,明确她属于焦虑性疼痛。

一、预防肿瘤应注意的掌纹

大家不要身体有点儿不舒服,就总盯着它,越查不出问题越焦虑。我们应该放松自己,疏肝调理,让自己睡眠好,减轻压力。几乎所有肿瘤患者都经历过巨大的压力或者心灵上的创伤,提醒大家如果不想患上肿瘤,首先就要让自己的心情愉悦。

特别需要注意的与肿瘤相关的掌纹如下。

(一)岛形纹

岛形纹指的就是一条纹分了叉又合在一起,就像眼睛一样,有的就特别圆,有的像三角纹、菱形纹。首先从掌纹变化来判断肿瘤的位置,如在心线上出现变色的岛形纹(图 3.47)或斑点,一定记住是有颜色变化的,如咖啡色、黑色、褐色,这些都叫变色的斑点。有人没有岛形纹,但是有黑斑点等,也需要重视起来。这些都提示肿瘤发生的部位,可能是呼吸系统和泌尿系统。

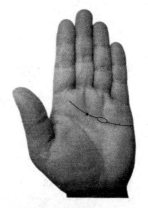

图 3.47 心线上出现变色的岛形纹

> 如果发现心线上有岛形纹且颜色不好,要关注肺和泌尿系统,并进行针对性的检查。

(二)脑线

在脑线上出现变色的岛形纹或斑点(图 3.48),提示肿瘤发生的部位是消化系统或者脑部、甲状腺、鼻咽部等部位。

(三)心线

在心线上出现线岛形纹,提示肿瘤的部位有可能在乳腺、前列腺、卵巢等。

(四)免疫线

在免疫线上出现变色的岛形纹或斑点(图 3.49),首先我们要考虑脊柱、骨骼、肝脏、食管、肾脏和生殖系统部位的疾病。免疫线对应的首先是脊柱,其次是骨骼,再次是肝胆,最后是食管、消化道、肾脏和生殖系统。

(五)太阳线

在太阳线上如果出现变色的岛形纹(图 3.50)或斑点,提示肝脏系统和血液系统的恶性病变。

肿瘤发生对掌纹的影响,如免疫线变淡,被障碍线切过,并且在

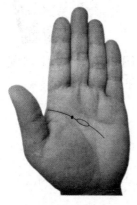 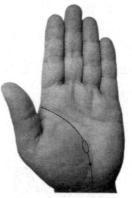 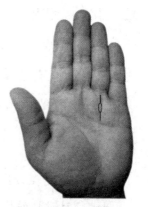

图 3.48　脑线上有变色的岛形纹或斑点　　图 3.49　免疫线上出现岛形纹或斑点　　图 3.50　太阳线上有变色的岛形纹

切过的地方出现异常色斑或岛形纹。在免疫线突然变淡的地方，或是有横线横切免疫线的部位，如果出现岛形纹或斑点，要特别注意。

在恶性肿瘤的早期，免疫线上出现播散的针尖样的黑点。经过化疗和放疗后的恶性肿瘤，无论疗效如何，在患者的年龄段相对应的免疫线上都会出现变浅和变细的情况。

每天早上洗手后，在自然光线下观察免疫线。如果发现在某一个小段出现了细、浅的线，并且有黑点，就要特别注意。如果免疫线上有大量的障碍线穿过，提示目前压力太大。

(六)副免疫线

副免疫线是肿瘤的预测线。副免疫线是在免疫线的内侧出现的一条免疫线。如果发现副免疫线出现在免疫线中断的位置（图3.51），或者在断裂的地方出现了一些其他的线，提示对肿瘤有了免疫力，也说明身体情况正在向好的方面转化，也说明目前治疗的方法有效。癌细胞被抑制，肿瘤切除后不会影响其他脏器。通过掌纹能看到肿瘤愈后的情况，治疗方法是否适合。掌纹是辅助的诊断方法，不要以偏概全，要科学客观地对待自己的身体。

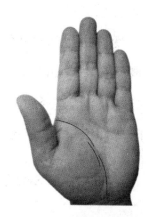

图 3.51　副免疫线出现在免疫线的中断的位置

(七)肝线

肝线（图 3.52）也叫过敏线。这条线在心线的上方，中指和无名指的下方，肝线

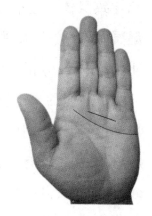

图 3.52　肝线

与心线是平行的。这条线既然叫肝线,说明有这条线的人都要保护肝脏,提示对某些药物或者某些食物过敏。浅淡、断断续续的肝线是过敏症的表现。出现肝线的人对乙醇特别敏感。在临床当中遇到了很多有肝线的人,容易患酒精肝或肝硬化。提醒所有有肝线的人,都要少喝酒或戒酒。

肿瘤也与环境有关,出现肝线的人不一定会患肿瘤,但是肿瘤患者一定会出现肝线。肝线不是肿瘤的特异线,但是肝线越深,病理意义就越大。如果肝线上出现岛形纹,那么诊断肿瘤的依据就变得更可靠,如在无名指的下方有横向的岛形纹,确定诊断的概率更高。如果有一条线从拇指根部向小指方向延伸,穿过免疫线和脑线,这条线就变为灾难线,出现这条线的人要特别注意预防恶性疾病,早期诊断,以排除肿瘤。

二、中医治疗肿瘤药方

中医认为,尽管肿瘤的种类繁多,临床征象错综复杂,但是从总体来说,肿瘤的病理机制可归纳为:①脏腑失调,由脏腑功能失调导致身体产生病变;②气滞血瘀,爱生气容易形成肿瘤;③痰湿凝聚,过食辛辣、肥甘造成体内痰湿,是产生肿瘤的一个原因;④热毒内蕴;⑤正气虚弱。此类肿瘤治疗时,首先要扶正气。

患肿瘤后,无论是哪类肿瘤,都要注意减压,要及早进行干预。要适当吃些中药调理。中医中药治疗特别适用于中晚期的肿瘤患者,适应证有两类:一类是经过化疗为主的治疗,且治疗后疗效评价无效;另一类是患者难以忍受化疗的。

药方一:柴胡 10 克、茯苓 10 克、赤芍 10 克、白芍 10 克、茜草

10 克、当归 10 克。

药方二：郁金 10 克、香附 10 克、黄芩 10 克、莪术 10 克、全瓜蒌 20 克、鳖甲 20 克、虎杖 20 克、甘草 20 克。

水煎每日 1 剂，每日 2 次。对于肝癌，尤其是肝郁气滞型的肝癌疗效非常好。

第十四节　幽门螺杆菌感染

一、手诊幽门螺杆菌感染

肝胆反射区有米字纹、三角纹、岛形纹（图3.56），皮肤颜色呈暗青色，掌心呈青白色（图3.57），与周围的颜色形成对比；整个手掌呈暗黄色，小鱼际纹理杂乱（图3.58），提示被幽门螺杆菌感染。

幽门螺杆菌感染是最广泛的慢性细菌性感染。我国北方地区的感染率高于南方地区。

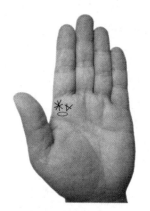

图3.56　肝胆反射区有米字纹、三角纹、岛形纹

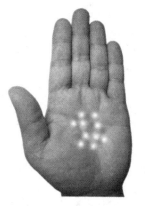

图3.57　掌心呈青白色（★）

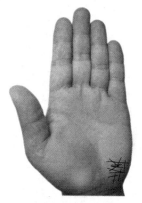

图3.58　小鱼际纹理杂乱,整个手掌颜色呈暗黄色（★）

一般认为,幽门螺杆菌感染的临床过程为幽门螺杆菌（HP）经口到达胃黏膜后定居,即为感染,经数周或数月引发慢性、浅表性胃炎,数年或数十年后发展成为十二指肠溃疡、胃溃疡、淋巴增生性胃淋巴瘤、慢性萎缩性胃炎等,而后者是导致胃癌最危险的因素。专家认为,幽门螺杆菌感染使患有胃癌的风险增加了2.7~12

倍。所以有幽门螺杆菌感染的患者要抓紧治疗,改变生活习惯。

同其他消化道传染病一样,幽门螺杆菌感染预防的关键是把好"病从口入"这一关。如要做到饭前便后洗手,饮食尤其是生冷食品要讲究卫生,集体用餐时采取分餐制,尽量避免使用公用碗筷,家里有幽门螺杆菌感染的患者时应暂时采取分餐制,直至完全治愈。

二、中医治疗幽门螺杆菌感染

治疗幽门螺杆菌感染的中药主要从清热解毒及清热化湿药中选择。研究发现,幽门螺杆菌感染者大多湿邪较重,"湿邪"可引起腹胀、消化不良。

(一)治疗幽门螺杆菌感染的药方一

临床常用扶正祛邪法,最常见的组方是健脾补虚去除湿热。

药方一:四君子汤加蒲公英、黄连、丹参。

药方二:苏梗、芍药、枳壳、佛手、麦芽、香附。

药方三:太子参、乌梅、女贞子、淮山、石斛。

(二)治疗幽门螺杆菌感染的药方二

蒲公英 10 克、半夏 10 克、川楝 3 克、黄芩 10 克、吴茱萸 3 克、党参 10 克、白术、白芍各 10 克、枳壳 10 克、当归 10 克、木香 6 克、砂仁 3 克、地锦草 15 克、炙甘草 5 克。

先用水泡 30 分钟,开锅后煎 20 分钟,倒出。每日 2 次,每次 100 毫升,早晚饭后服用。

(三)治疗消化性溃疡伴幽门螺杆菌阳性的药方三

药方:白头翁 200 克、黄连 100 克、黄柏 150 克、青黛 120 克、玄胡 120 克、田三七 100 克、党参 120 克、白及 300 克、香附 90 克、甘草 80 克等。

一起研细末，过 120 目筛，放烤箱 70℃灭菌 30 分钟后，分包备用，每次 10 克，加蜂蜜 10 克，加热开水 50～100 毫升兑为稀糊状，饭后 2 小时服用，每日 3 次，晚上睡觉前用量加倍，4 周为 1 个疗程。

此方治疗以祛邪扶正、调整运化功能为原则。方中的白头翁、黄连、黄柏、青黛可清热利湿、泻火解毒，杀灭幽门螺杆菌和抑制胃酸分泌；玄胡具有中枢性镇惊、安定、止痛的作用，并能显著抑制胃酸分泌，降低游离酸和总酸度，使胃蛋白酶活性降低；甘草能抑制胃酸分泌，解痉止痛，促进溃疡愈合；党参有增加胃黏膜修复，促进胃肠蠕动的功能；蜂蜜主要含天然花粉、微量元素，可解毒止痛；白及有止血消肿、生肌敛疮的作用，与蜂蜜合用使其他药粉在胃黏膜上黏附，以保护胃黏膜，增强杀菌和防御因子作用；田三七可活血止血，改善胃黏膜的血液循环，促进肉芽生长及上皮细胞新生；香附可疏肝理气，调整胃的运化功能。

第十五节 前列腺炎

一、手诊前列腺炎

前列腺反射区位于中指向下延伸至手腕线,八卦脏腑分区的坎位,即泌尿生殖反射区,具体诊断如下。

(1)此区域颜色呈暗青色且有红白点出现(图 3.59),说明已发病,有炎症,为寒湿所致。

(2)此区域有岛形纹、米字纹、菱形纹(图 3.60),同时有颜色变化,提示皮下有结节,病情严重。

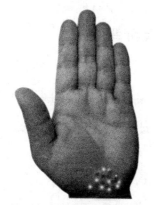

图 3.59 坎位呈暗青色且有红白点(★)

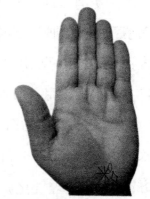

图 3.60 坎位有岛形纹、米字纹、菱形纹

男性的性欲和性功能下降很多时候是由前列腺炎引起的,前列腺炎的发病率比较高,是让很多男性特别头痛、困扰的一种疾病。前列腺炎与多方面因素有关,一般会有很多症状出现,如尿频、尿急等症状。一般来说,病史很长的慢性前列腺炎患者,基本

都有轻度或严重性功能障碍,这对男性来说是双重打击。

二、治疗前列腺炎和前列腺增生的中医药方

前列腺位于耻骨联合和直肠之间,前列腺外面有一层厚膜,因为其位置和结构的特殊性,导致西医对前列腺炎的治疗主要是以消炎杀菌为主,疗效不佳,而且很容易复发,可以说是治标不治本。而中医对前列腺炎的研究已有上千年的历史,在古代医术中,前列腺炎被归为"癃闭"和"精癃"的范畴,"癃闭"是膀胱气化不利,尿液排出困难,小便不利,点滴而出为"癃";小便不通,欲解不得为"闭"。中医对前列腺炎的调理和治疗从治本入手,根据病因的不同,将前列腺炎分为4种类型,每种类型辨证施治,所以中医治疗前列腺炎更有针对性且能治本。

(一)治疗慢性前列腺炎的中药药方:清利理化汤

药方:川楝子10克、川牛膝10克、刘寄奴10克、桃仁10克、甘草10克、黄柏10克、小茴香10克、薏仁20克、白芍20克、败酱草30克、熟附子3克、瞿麦15克、玄胡15克。

用水煎服,每日1剂,每日服2次。

此方清热利湿、理气化瘀。

(二)慢性前列腺炎的外用药方

药方一:丹参10克、赤芍12克、王不留行6克、穿山甲5克、黄柏10克、车前子10克、益智仁6克、冰片3克。

将所有药研末混匀,用凡士林调成软膏,敷于脐部,可治疗慢性前列腺炎。

药方二:龙胆草10克、苦参15克、黄柏10克、王不留行10

克、牛膝 15 克、地龙 12 克、连翘 12 克、土茯苓 30 克、败酱草 20 克、地丁 10 克、陈皮 10 克。

水煎,温热坐浴,每日 1 次,每次 30 分钟。

(三)治疗前列腺增生的中药药方:前列腺增生丸

药方:黄芪 30 克、莪术 10 克、泽泻 15 克、肉苁蓉 15 克、熟地 15 克、当归 12 克、穿山甲 12 克、盐知母 12 克、盐黄 12 克、淫羊藿 12 克、肉桂 9 克、地龙 9 克。

用水煎服,每日 1 剂,每日服 2 次。

此方湿补脾肾、活血化瘀、利尿通闭。

(四)治疗老年前列腺增生的中药药方

药方:艾叶、赤芍、泽兰、苦参、蒲公英各 30 克,桂枝、红花各 20 克。

加水煎药物,取药液熏洗外阴,待温度能耐受时坐浴(坐浴前洗净会阴、肛门),每晚 1 次,次日稍加水,煎沸后,再熏洗和坐浴,1 剂药可连用 3 天。

内服方:穿山甲、路路通、车前子、泽泻各 10 克,生地 20 克,木通、山栀各 5 克。

水煎服,每日 1 剂。可配合西药 1:5000 呋喃西林冲洗膀胱,有尿潴留时可暂时插导尿管。

以上药方共同进行,6 天为 1 个疗程。

可活血化瘀、消肿通尿,主治老年前列腺肥大、尿潴留、口苦干而臭、大便秘结、舌红、苔黄腻、脉滑等。

第十六节　肝气郁结

一、手诊肝气郁结

（1）手掌发青，尤其是大鱼际呈青色或青紫色（图3.61），提示本人因经常生气导致脾胃不和、胸闷气短、胁痛腹胀。

（2）肝反射区在免疫线上的示指下，肝反射区青暗提示劳累或者思虑过度。

（3）震位纹理杂乱、塌陷提示肝气郁结。

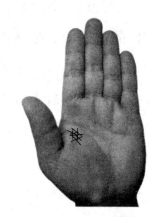

图3.61　大鱼际呈青色或青紫色（★）

二、肝气郁结产生的原因

《黄帝内经》指出："怒伤肝，喜伤心，忧伤肺，思伤脾，恐伤肾，百病皆生于气。"临床研究表明，一次生气能造成多个脏器受损。

生气是导致肝气郁结的罪魁祸首。要学会不生气，因为气生百病。中医将身体看成一个整体，肝有病就会影响心、脾、胃。中医认为，五行是相生相克的，互相影响，气生百病，肝首当其冲。尤其是高血压、慢性病的患者不能生气，否则很容易出现心脑血管意外。

三、肝气郁结对女性的危害

女性多爱生闷气，这样对身体不好，有气不要忍，一定想方设法发泄出去,可以唱唱歌、找朋友聊聊天、旅游、爬山大喊等。

肝气郁结确实会给健康埋下"定时炸弹"。

(1)肝经循行在两胁,肝经运行不畅可导致女性乳腺增生、乳腺结节,甚至乳腺癌的发生。

(2)肝气郁结导致失眠,无法保证睡眠质量,使女子气血失荣、皮肤粗糙、脸色暗沉。肝郁化火型失眠多因恼怒伤肝,肝失条达,肝气郁久而化火上扰心神引起;肝郁血虚型则表现为难以入睡,即使入睡也多梦易惊。

(3)肝气郁结则气机不利,会让人不思饮食,因为代谢缓慢、四肢乏力、懒惰少动,从而造成肥胖、便秘等问题。

(4)肝气郁结引起压抑、忧虑往往会导致头痛、烦躁、情绪波动易怒、胸胁胀痛、腹部胀满、内分泌紊乱。

(5)女子月经正常与否与肝的疏泄功能正常与否密切相关,肝气不疏可导致经期过短、月经量少、经期出血、经行眩晕、经行不寐等。

四、预防肝气郁结的方法

(1)肝气郁结主要是脾气太大导致的,所以在日常生活中,一定要保持稳定的情绪,保持乐观的心态。要从根本上治疗肝气郁结,需要让身体保持活力,避免产生负面情绪,而且在平时也要注意预防,避免肝气郁结的出现。

(2)在工作之余不要待在家里,可以做一些户外运动,让身心得到放松,防止出现肝气郁结。

(3)平时不要给自己太大的压力,避免情绪低迷。也要注意适当地释放压力,多出去旅游,以避免肝气郁结的出现。

不仅要了解如何预防肝气郁结,还要了解肝气郁结的临床症状:胸胁满闷或疼痛,或乳房及小腹胀痛,咽中如物梗阻,吞吐不利,情志抑郁,腹部积聚,月经不调甚或闭经,苔薄,脉弦。

五、中医治疗肝气郁结

治疗法则:疏肝解郁、行气散结,必要时配以理气化痰、活血软坚等方法。

(一)食疗方

(1)决明子粥:炒决明子 10 克、粳米 50 克、少许冰糖,或加白菊花 10 克。

先把决明子放入砂锅内炒至微有香气取出,待冷后煎汁或与白菊花同煎取汁,去渣,放入粳米煮粥,将熟时加入冰糖,再煮 20 分钟即可服用,5~7 天为 1 个疗程。

适用于肝火上炎的目赤肿痛者。

(2)栀子仁粥:栀子仁 5 克、粳米 50 克。

将栀子仁碾成细末,先煮粳米为稀粥,待粥将成时,调入栀子末,稍煮即可。2~3 天为 1 个疗程,每日分两次服用。

适用于肝火上炎的头痛、胁痛者。

(3)枣仁炒猪舌:酸枣仁 10 克,猪舌 1 只,嫩竹笋 40 克,料酒、葱各适量,盐、姜各 5 克,味精 3 克,植物油 50 毫升。

将酸枣仁放入锅内炒香,用 100 毫升水煎煮 10 分钟,滤去药渣,留汁液。将猪舌用沸水煮至六成熟捞起,刮去舌苔,切成薄片;嫩竹笋洗净,切薄片;姜切片,葱切段。将炒锅置武火上烧热,放入植物油,烧至六成热时,放入姜、葱爆香,随即放猪舌片、嫩竹笋片、料酒、盐、味精和药汁炒熟即可。

此方养肝敛汗、宁心安神。适用于虚烦不眠、肝气郁结、惊悸怔忡、烦渴虚汗及脂肪肝等。

(二)中医药方

基本方药:加味逍遥丸。

(1)柴胡疏肝散加减:柴胡 10 克、赤芍 10 克、川芎 10 克、枳壳 12 克、香附 10 克、陈皮 10 克、郁金 10 克、佛手 12 克、炙甘草 8 克。

本方适用于肝郁气滞者。

(2)逍遥散加减:柴胡 8 克、白芍 10 克、白术 12 克、当归 10 克、茯苓 15 克、薄荷 6 克、佛手 10 克、川楝子 10 克、炙甘草 8 克。

本方适用于肝郁血虚者。

以上方药,用水煎服,取汁 250~300 毫升,每日 1 剂,分 2~3 次服用。

加减变化:若疼痛较剧,基本方可加元胡 10 克、白芍 15 克;若食滞腹胀,加鸡内金 10 克、莱菔子 10 克、神曲 10 克;若月经不调、经少色暗,加丹参 20 克、赤芍 15 克、泽兰 15 克、益母草 20 克;若兼有梅核气,加半夏 10 克、厚朴 12 克、茯苓 12 克、苏梗 8 克;若兼见瘿瘤痰核,加玄参 12 克、浙贝母 10 克、生牡蛎 20 克、夏枯草 30 克。

第十七节　不良情绪

一、手诊不良情绪

情绪对人的免疫力影响最大,而免疫力的变化是造成某些疾病变化的诱因。可以通过手掌发现情绪问题。

如果发现手掌呈青白色（图 3.62），尤其是大鱼际和示指下都呈青白色,是肝气郁结的表现。这类掌纹提示遇到事情容易产生消极态度,会给自己消极暗示。如果身边的朋友和家人有这类掌纹,在与其交往和沟通的时候,尽量避开负面消息,多用积极的语言沟通,传递正能量,带动他们正向思考问题,积极面对人和事。

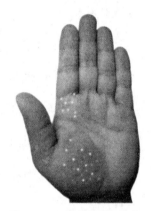

图 3.62　手掌呈青白色（★）

如果手掌呈紫红色,并且手上的红斑点特别多（图 3.63），这种情况为肝阳上亢,提示容易急躁,甚至容易暴怒,即使平时血压不高,但在情绪激动的时候,血压会升高,甚至发生危险。

当遇到了刺激,压抑和消极情绪不能及时宣泄出去,容易诱发心脑血管问题。据统计,与情绪有关的疾病已经达 200 多种。当我们有情绪变化时,身体上就会出

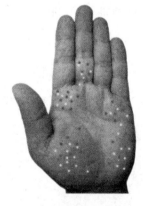

图 3.63　手掌红色斑点特别多（★）

现变化。如有的人遇到恐怖事件时,瞳孔会变大、口渴、出汗、脸色发白。当情绪低落且过度紧张时,就会看什么都不顺眼,甚至开始讨厌自己,这提示压力大,产生了消极情绪。

因为情绪对皮肤、内分泌、女性的乳腺、男性的前列腺都会有影响,所以只要掌握了这些情绪的变化,适当地进行调整,对疾病的影响就会减轻。

二、不良情绪的种类及控制方法

(一)生气

很多人经常会说"气死我了",从健康的角度来说,这种怨气、闷气、赌气和怒气,不仅让我们心情差,还会在身体里留下不良的记录,有的人甚至会出现嘴唇发紫、手脚冰凉的现象。所以当生气时,我们要学会控制自己的情绪,要给自己心理暗示,千万不要做情绪的奴隶。每个人要在3分钟之内把这个"气"化解。

(二)悲伤

悲伤对心脏的危害最大。茶饭不思、借酒消愁都属于过于悲伤的表现。悲伤的情绪重点影响人体的交感神经,使其分泌出大量的压力因素,令动脉血管收缩,从而导致心脏病的发作。所以当一个人悲伤的时候,呼吸就会急促,对肺也会造成伤害。我们可以在悲伤的时候告诉自己强装笑脸,给自己心理暗示,即使当时的笑可能很丑,但只要笑了,就会释放出积极因素。或者用愉快的回忆转移当下的悲伤情绪。

(三)恐惧

很多人害怕到公共场合,害怕与人交往。有的人一见到异性就脸红;有的成年人,一旦自己在家里就害怕;有的人一回家就紧张、害怕,一出去反而舒服,实际上这都是一种恐惧心理。恐惧是人的正常心理反应,不必有压力。对于总出现恐惧心理的人来说,可以将自己恐惧的因素列举出来,学会直面恐惧。

(四)忧郁

大多数人在生活中都曾有过压抑的情绪,但是有的人很快就能过去,而有的人忧郁的情绪持续时间会特别长。这种情况如果时间长了,身体细胞就会处于压抑状态,会加速衰老。面对忧郁,要学会反向思维,要看问题中好的一面,积极寻找快乐。忧郁时最怕把自己关在屋里,不与人交往,思维却日夜不停歇,越消极孤独感越强,忧郁表现就越强烈,容易形成恶性循环。

(五)敌意

生活和工作中接触形形色色的人, 难免会遇到不好相处的人,随着负面情绪的增多,就会产生敌对情绪。这种敌对情绪对老年人来说,最重要的是影响肺功能。很多人到医院体检,医生总会问,是不是气道有阻力? 是不是咳喘? 是不是有肺气肿?

要学会把身边人的优点放大, 多用欣赏的眼光看待他人,而不是彼此针对,两败俱伤。这样的心态同样适用于职场,"三人行,必有我师",可以拓宽发展事业的道路。

第十八节　亚健康问题

我们有时候会遇到这种情况,浑身难受,但却说不清是哪儿的问题,去医院检查也查不出什么具体疾病。医生会告诉我们:你的身体可能处于亚健康状态。那么什么是亚健康呢? 亚健康的主要原因就是自己给自己的压力过大。具体的表现如气短、喘大气。很多有气短表现的人都会怀疑自己得了冠心病,甚至有人怀疑肺部长了肿瘤。

一、手诊亚健康状态

在手掌的心线和免疫线上出现多条细的横线, 横线从拇指根向小手指根方向延伸,这类线叫压力线,掌纹学中称为烦恼线(图 3.64)。如果你发现自己有横切手掌的纹理且较多,尤其是细小的纹理,提示自己的精神压力大,要学会放松。

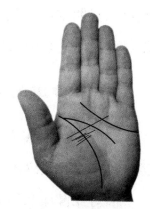

图 3.64　压力线或烦恼线

通过掌纹诊断亚健康状态。

(1)掌纹中出现压力线,情绪容易波动。

(2)无名指下方是肺反射区,在这个位置有凌乱的纹理,没有构成岛形纹,也没有构成三角纹,只是纹理杂乱(图 3.65),这样就会出现气短,包括咽喉不适、睡眠不好。

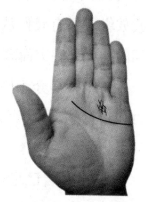

图 3.65　肺区纹理杂乱

（3）看手心的颜色。如果手心和手指有花斑点（图3.66），提示身体处于透支状态。

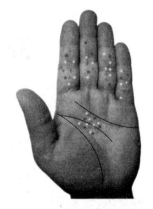

图 3.66　手心和手指上有花斑点（★）

透支身体是指我们该睡觉的时候没睡觉，该起床的时候不起床。有人觉得白天睡了一天，时间够了，但是睡眠颠倒，对身体更不好。

如果工作压力大、家庭负担重，需要找一个宣泄口，不能什么都不说。有的人不愿意和家人说，怕给家人增加负担，那么可以找朋友或者找专业的心理老师倾诉，这是非常有用的。如果伴有身体症状的出现，可以配合中药调理，是非常有效的。

二、亚健康的表现及自我调节

亚健康主要表现为疲劳、无力、失眠、头昏、健忘、厌食、没食欲或挑食、咽干、疼痛、抑郁、淡漠、低热、性冷淡等。

面对亚健康状态我们首先要调整心态，要有重视身体变化的态度，而不是面对忙碌工作时的遗忘，也不是为了短暂快乐而自我放纵。只有我们从心理和身体上都给予了足够的重视，亚健康问题才可能迎刃而解。

亚健康是介于健康与非健康之间的状态，也是透支、消耗体力和精力的表现，因此合理的生活方式、必要的供给就是必要条件了。

首先，让自己尽量处于轻松愉悦的状态，学会悦纳身边的人、事，当然也包括自己。学会放下，放下烦恼、放下纠结，同时学会释放压力,而培养自己的兴趣爱好就是不错的选择,可以让自己的身心转移到让自己愉悦的状态。

其次,合理的生活、工作方式,包括饮食结构、运动、规律作息时间。饮食不要暴饮暴食,油炸、油腻食物要控制数量。合理的有氧运动是有效的治疗方式,一周内保持3~4次有氧运动,每次1小时,慢跑、快走都可以,并且老少皆宜。还要保证每天的睡眠质量,不熬夜、不打乱生物钟,咖啡、浓茶晚上尽量不饮用。

最后,亚健康状态如果出现严重症状时,要适当调理身体,及时用药,不要养病为患。

微信扫码 ⚇ 立即获取
观手掌知健康